HEENA KESHWANI
UMAL DOSHI

ALINHADORES TRANSPARENTES EM ORTODONTIA

HEENA KESHWANI
UMAL DOSHI

ALINHADORES TRANSPARENTES EM ORTODONTIA

REVISÃO DA LITERATURA

ScienciaScripts

Cover image: www.ingimage.com

This book is a translation from the original published under ISBN 978-620-7-47438-7.

Publisher:
Sciencia Scripts
is a trademark of
Dodo Books Indian Ocean Ltd. and OmniScriptum S.R.L publishing group

120 High Road, East Finchley, London, N2 9ED, United Kingdom
Str. Armeneasca 28/1, office 1, Chisinau MD-2012, Republic of Moldova, Europe
Printed at: see last page
ISBN: 978-620-8-02365-2

Conteúdo

RECONHECIMENTO

É com grande prazer que apresento esta Dissertação de Biblioteca intitulada "Clear Aligners". É afinal a este forno ortodôntico que devemos a existência do nosso objeto de estudo. Esta é uma dedicatória a todos aqueles que tomaram a iniciativa.

Estou extremamente grato ao meu orientador, **Dr. Jeevan M. Khatri**, HOD e Professor do Departamento de Ortodontia e Ortopedia Facial, C.S.M.S.S. Dental College and Hospital, Aurangabad, pela sua orientação inspiradora, encorajamento constante, conselhos sólidos, ajuda ilimitada e apoio amável. A sua intensa interação deu-me conhecimentos valiosos sobre este tema. A sua orientação inestimável, o seu grande interesse, a sua motivação constante e o exame minucioso do manuscrito até aos últimos pormenores e o seu enriquecimento com sugestões construtivas merecem um reconhecimento especial. Sem a sua supervisão vigilante e o seu apoio moral, a conclusão bem sucedida desta dissertação não teria sido possível.

Estaria a ser negligente nos meus deveres se não expressasse a minha gratidão à **Dra. Suchita Daokar**, **senhora**, por me ter orientado ao longo do meu curso de pós-graduação. Agradeço-lhe toda a gentileza, o encorajamento constante e a orientação.

Estou profundamente grato ao **Dr. S. C. Bhoyar**, **senhor** diretor, por ter dotado a instituição de uma biblioteca bem equipada e de todas as facilidades possíveis.

Gostaria também de agradecer à **Dr.ª Lata Kale**, Reitora, pela sua constante motivação, orientação e apoio.

Uma nota de agradecimento e apreço ao **Dr. Amit Ajmera,** ao **Dr. Umal Doshi** e a todos os membros da minha equipa pelo seu imenso apoio, orientação e gentileza.

Os meus sinceros agradecimentos aos meus seniores - **Dr. Rushikesh Dhaware**, Dr. Krishna Pawar, Dr. Pooja Thakare, Dr. Kanchan Sontakke, Dr. Anjali Bhambure e aos meus co-Pg's, Dr. Sushmita Patil, Dr. Gauri Patil, Dr. Ruchita Dandagaval, Dr. Pooja Magar pelo seu imenso amor, bondade e encorajamento.

Gostaria também de agradecer aos meus alunos juniores - Dr. Omkar Devatepatil, Dr. Nilesh More, Dr. Aishwarya Kahate, Dr. Simran Mahindra, Dr. Juily Kulkarni - pelo seu apoio e encorajamento.

Sinto-me muito grata e agradeço às minhas estrelas da sorte pelo meu maior bem, o meu **pai, Sr. Ramchandra Keshwani,** a minha **mãe, Sra. Kavita Keshwani,** a minha **irmã, os** meus **sogros** e o meu **marido, Dr. Himanshu Mansharamani**, que são a razão da minha existência e felicidade.

E, finalmente, amor e oração ao Todo-Poderoso que me deu esta vida maravilhosa e me rodeou com estas pessoas incríveis com quem vivo.

Dr. Heena R. Keshwani

CAPÍTULO 1

INTRODUÇÃO

Durante anos, o termo "ortodontia" evocou imagens de arames metálicos, brackets e cânticos de "cara de aparelho" na escola secundária, todos eles dissuasores eficazes do consultório do ortodontista. No entanto, a ortodontia é mais do que apenas aparelhos ortodônticos. A tendência no campo clínico tem mostrado uma mudança palpável dos aparelhos convencionais para tecnologias inovadoras como os alinhadores transparentes.[1]

Antes de 1998, o tratamento ortodôntico com alinhadores transparentes destinava-se predominantemente a movimentos dentários muito ligeiros, normalmente no final do tratamento ortodôntico ou para tratar pequenas recidivas de alinhamento. Os alinhadores transparentes utilizam tecnologia 3D computorizada para visualizar e mover os dentes num modelo virtual. Esta tecnologia, juntamente com os avanços na impressão 3D e na eficiência de fabrico, permite que os alinhadores sejam produzidos em grande número e de forma atempada. Os casos iniciais eram de ligeiro apinhamento ou espaçamento que progrediram para casos que necessitam de expansão e correção da má oclusão. Esta técnica de alinhadores transparentes está em constante evolução devido à investigação e desenvolvimento de materiais e técnicas de fabrico, auxiliares e programação informática do movimento dentário.[2]

Os alinhadores transparentes consistem numa série de aparelhos termoformados feitos de material plástico transparente e fino (menos de 1 mm), formados com técnicas laboratoriais CAD-CAM. Estes alinhadores são semelhantes às talas que cobrem as coroas clínicas e a gengiva marginal. Cada alinhador é concebido para mover os dentes num máximo de cerca de 0,25 a 0,3 mm durante um período de 2 semanas, e é usado numa sequência específica. Atualmente, existem vários alinhadores transparentes recomendados para adultos e adolescentes com dentes permanentes totalmente erupcionados e que satisfaçam um padrão aceitável de adesão. A excelente colaboração é obrigatória, uma vez que o aparelho tem de ser usado, no mínimo, 20 a 22 horas por dia.[3]

Os alinhadores disponíveis atualmente são muito diferentes dos que existiam anteriormente. Muitos tipos diferentes de alinhadores estão atualmente disponíveis em todo o mundo e são comercializados para tratar tudo, desde más oclusões ligeiras a mais complexas. Alguns dos alinhadores maioritariamente comercializados são Invisalign, Clearpath, ClearCorrect, SureSmile, k-line, simpli-5, etc.

Os alinhadores transparentes já evoluíram desde que foram lançados no mercado em 1999. Nos primórdios dos alinhadores transparentes, a maioria dos clínicos entendia-os como um aparelho ortodôntico que era adequado para o tratamento de casos de Classe I com apinhamento ligeiro, resolvido principalmente com a redução interproximal. Atualmente, os alinhadores transparentes da Align Technology são feitos de um novo plástico tripolímero e utilizam uma fixação optimizada. Os dentes são movimentados de acordo com sofisticados algoritmos informáticos desenvolvidos no programa de software. Estão a ser desenvolvidos muitos sistemas de alinhadores transparentes em todo o mundo e é evidente que este será o futuro da ortodontia. É importante compreender que o tratamento com alinhadores transparentes é uma técnica e não um produto. Existe um equívoco comum de que os alinhadores transparentes são um aparelho ortodôntico de "compromisso" que só é capaz de efetuar pequenos movimentos dentários. No entanto, o sistema de alinhadores transparentes atual é um aparelho ortodôntico abrangente, capaz de tratar uma vasta gama de más oclusões.[4]

CAPÍTULO 2

HISTÓRIA

Em 1945, H.D. Kesling sugeriu a utilização de uma série de posicionadores dentários para produzir os tipos de movimentos necessários para o tratamento ortodôntico. Era um processo de trabalho intensivo que exigia o reposicionamento manual dos dentes em cera, e um retentor transparente formado a vácuo era feito para cada movimento dentário numa série de etapas até que os dentes estivessem alinhados. Esta técnica era capaz de efetuar pequenos alinhamentos dentários. No entanto, a quantidade de mão de obra necessária para a tarefa impedia a sua utilização em larga escala, particularmente para a correção de más oclusões mais complexas[4] . Alguns anos mais tarde, Nahoum[2] descreveu um método para alterar os contornos dos dentes utilizando plástico termoformado. Em 1971, Pontiz[3,5] introduziu um aparelho de plástico termoformado chamado "retentor invisível", feito num modelo mestre que pré-posicionava os dentes com cera de placa de base. Ele afirmou que este aparelho poderia produzir um movimento dentário limitado. McNamara e outros[6] também descreveram o uso de retentores invisíveis para conseguir pequenas movimentações dentárias. Mais meio século se passou até que dois estudantes de pós-graduação da Universidade de Stanford, em 1997, aplicaram gráficos tridimensionais (3D) de imagens de computador ao campo da ortodontia e criaram o primeiro sistema de alinhadores transparentes personalizados e produzidos em massa do mundo. Esta nova tecnologia revolucionou o mundo da medicina dentária e da ortodontia, lançando-o no século XXI[4] . Sheridan e outros[5] desenvolveram, mais tarde, uma técnica que envolvia a redução interproximal dos dentes e o alinhamento progressivo usando aparelhos Essix transparentes, e essas técnicas foram desenvolvidas por Hilliard e Sheridan[7] com uma série de alicates especiais de termoformagem projetados para melhorar movimentos específicos. Embora estas técnicas baseadas na proposta de Kesling de utilização de aparelhos removíveis tenham sido utilizadas até certo ponto no passado, a construção em laboratório foi sempre entediante e limitou anteriormente a adoção generalizada de técnicas de alinhadores removíveis.

Como técnica, **o Invisalign** está atualmente disponível comercialmente para os ortodontistas desde 1998. A empresa e a técnica foram criadas por duas estudantes de gestão da Universidade de Stanford em 1997, Kelsey Wirth e Zia Chishti. Segundo a história, ambas receberam aparelhos de contenção Essix para corrigir uma pequena recaída ortodôntica e foram atingidas pela mesma pergunta: "Porque é que eu não podia ter usado isto em vez de aparelho?" Os seus ortodontistas disseram-lhes que era apenas para problemas muito pequenos e rejeitaram a possibilidade de corrigir más oclusões complexas com alinhadores. Sem qualquer "bagagem" de um passado ortodôntico, formaram uma empresa (Align Technology, Inc.) para tentar utilizar o CAD-CAM para produzir alinhadores em massa que seriam capazes de tratar uma gama mais alargada de más oclusões. Tiveram a sorte de atrair o interesse de Robert Boyd, presidente do Departamento de Ortodontia da Universidade do Pacífico. Ele ajudou neste projeto como consultor e, ao fazê-lo, ele e os seus residentes forneceram um meio para testar esta tecnologia incipiente. A Align Technologies recebeu autorização da FDA para comercializar o Invisalign em agosto de 1998 e iniciou as operações comerciais em julho de 1999.[5]

O Clearpath foi incorporado nos EUA em 2008, após 8 anos de investigação e desenvolvimento. O Clearpath introduziu alinhadores APROVADOS pela USFDA através do seu processo exclusivo que fornece uma solução higiénica, conveniente e clara para a

correção da má oclusão.
A Clear Corret, fundada em 2006, recebeu a aprovação da FDA em 2009. Foi introduzida na Austrália através da osseodent em 2015. A K-line também foi introduzida em 2008.
Os alinhadores Inman são uma modificação única do retentor de mola tradicional. Utiliza molas helicoidais abertas super elásticas para criar forças leves e constantes nas superfícies labial e lingual dos dentes anteriores. Ao contrário do sistema Invisalign, o alinhador Inman não é totalmente transparente e tem uma barra metálica visível que aparece ao longo dos dentes da frente.
A NIVOL, em estreita colaboração com a Universidade de Pisa, em Itália, introduziu **os alinhadores Airnivol**. Tem vindo a organizar cursos de certificação desde 2010.
O NovoAlign foi conceptualizado nos EUA em 2016, após dois anos de I&D por uma equipa de ortodontistas, engenheiros, técnicos de prótese dentária e profissionais de TI. Foi premiado com as acreditações ISO 9001, ISO 13485 e CE. Estes alinhadores são feitos de material plástico flexível de grau médico aprovado pela USFDA e são concebidos para se adaptarem à boca de cada indivíduo.
A 3M oral care de St. Paul e Minn anunciou a entrada dos **alinhadores 3M Clarity** no sector dos alinhadores transparentes. O Dr. Neil Warshawski aplicou as ferramentas de análise e planeamento do tratamento no portal 3M oral care para tratar a recidiva dos dentes anteriores utilizando estes alinhadores.[6]

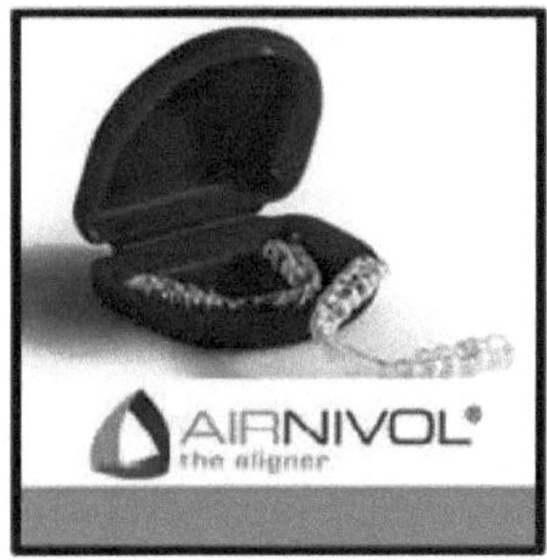

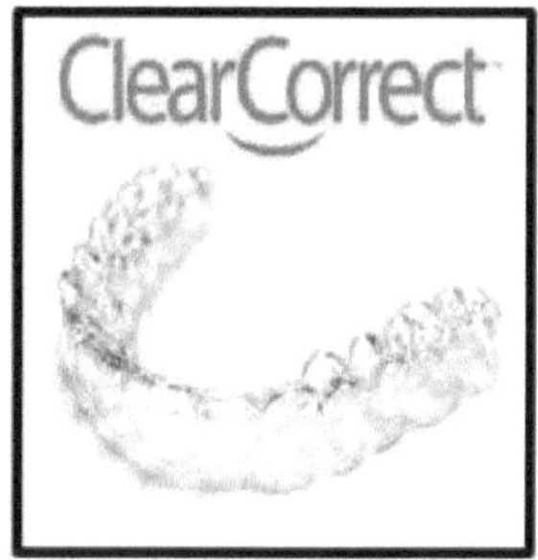

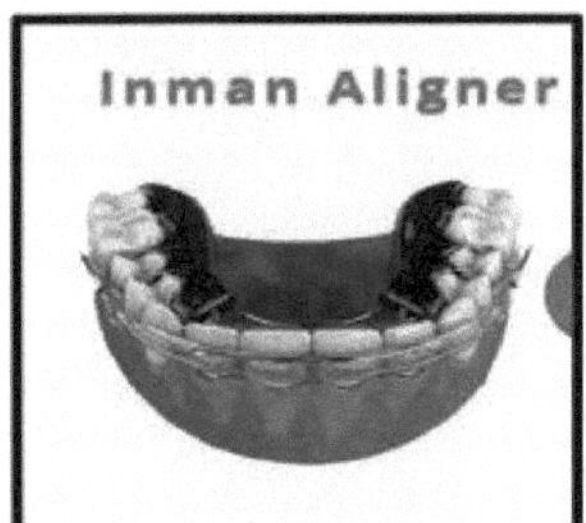

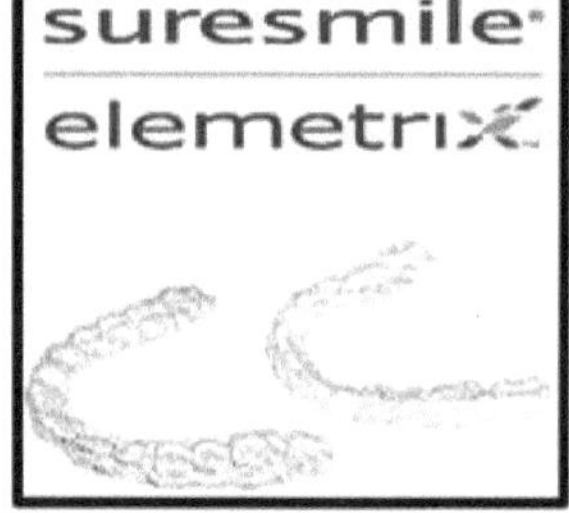

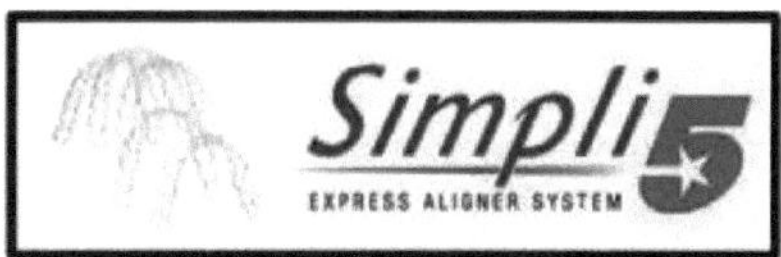

CAPÍTULO 3

REVISÃO DA LITERATURA

H.D. Kesling (1945) afirmou que não é necessário ou desejável tratar todos os casos de má oclusão que se apresentam. Muitas, se não a maioria, dessas crianças de 3 a 6 anos podem ser seguramente colocadas sob observação para que a tendência de crescimento possa ser notada. Uma boa percentagem verá que melhora à medida que a natureza procura corrigir algum período anterior de crescimento retardado. Outros podem exigir a correção de um hábito que esteja a obstruir o curso normal do desenvolvimento. Outros ainda, como os casos aqui apresentados, requerem ligeiras correcções mecânicas antes que a função normal possa ser estabelecida e as forças da oclusão normal possam exercer a sua influência. Praticamente todos esses casos sofrem de um tónus muscular baixo e mal equilibrado, e a terapia miofuncional é usada tanto durante o tratamento como depois, para superar essa deficiência. Como a capacidade de atenção é curta nestes casos mais jovens, as consultas devem ser breves e os aparelhos simples; no entanto, se estas condições forem observadas, as crianças em idade pré-escolar estarão entre os nossos pacientes mais cooperantes[1]

Robert J. Ponitz (1971) explicou no presente artigo, em pormenor, as descobertas de investigadores anteriores e descreveu a técnica utilizada na produção de aparelhos de contenção invisíveis. Quando um ortodontista ou outro especialista aperfeiçoar esse método, ele o achará gratificante, economizará tempo e será um valioso complemento aos seus tratamentos anteriores[3]

J J Sheridan (1993) afirmou que é feito de um material semelhante a borracha termoplástica que abrange o espaço inter-oclusal e cobre as coroas clínicas dos dentes superiores e inferiores e uma pequena porção da gengiva. Não necessita de ativação em intervalos regulares e é durável.[6]

M R Sims (1999) afirmou que os conceitos existentes sobre o movimento biológico dos dentes, baseados em grande parte em observações histológicas dos tecidos e na aplicação de princípios físicos, necessitam de uma reavaliação profunda. No próximo milénio, a revolução do genoma e os conhecimentos sobre a produção e controlo de proteínas poderão conduzir à correção genética das anomalias dento-faciais e a métodos biomoleculares de correção da má oclusão sem dor e com estabilidade a longo prazo. É provável que uma mudança fundamental seja a abolição dos sistemas de braquetes e a sua substituição por microchips pré-programados acionados por computadores e o controlo dos vasos sanguíneos e das células do PDL através de um alvo farmacológico. A sobrevivência futura da profissão dependerá de um especialista radicalmente diferente que será educado com um currículo de pós-graduação baseado em biologia molecular e engenharia informática.[7]

L R Iwasaki et al (2000) demonstram que, usando magnitudes de força mais baixas, a translação dentária pode começar sem uma fase de atraso e pode ocorrer a velocidades que são clinicamente significativas. Sete indivíduos participaram do estudo de 84 dias. Uma força de retração contínua com média de 18 g foi aplicada a um dos caninos superiores, enquanto uma força de retração contínua com média de 60 g foi aplicada ao outro. A magnitude foi ajustada para cada canino de modo a produzir tensões compressivas equivalentes entre os indivíduos. A tensão compressiva média estimada no aspeto distal dos dentes caninos foi de 4 kPa ou 13 kPa. Os rácios momento-força situaram-se entre 9 e 13 mm. O movimento dos dentes em 3 dimensões lineares e 3 rotacionais foi medido com um microscópio de medição de 3 eixos e uma série de moldes dentários feitos em intervalos de 1 a 14 dias. Os resultados mostraram uma diferença estatística na velocidade de movimento distal dos caninos produzida pelas duas tensões (P =.02). A fase de atraso foi eliminada e as velocidades médias foram de 0,87 e 1,27 mm/mês para 18 e 60 g de força de retração média. As velocidades interindividuais variaram tanto quanto 3 para 1 para condições de tensão equivalentes. Concluiu-se que o movimento efetivo do dente pode ser produzido com forças menores e que, como as condições de carga foram controladas, a biologia celular deve ser responsável pela variabilidade nas velocidades dentárias medidas nesses indivíduos.[8]

Keith Hilliard et al (2000) afirmaram que este desenho se desenvolveu subsequentemente numa abordagem de tratamento ativo na cadeira com alicates activados termicamente para o alinhamento de dentes menores. Os alinhadores foram produzidos a partir de materiais transparentes ideais (PET-G) (Dentsply GAC, Grafelfing, Alemanha). Foram utilizadas duas termofornadoras diferentes (grossa/fina) (Dentsply GAC, Grafelfing, Alemanha) para a termoformagem pontual.[9]

L. JofTe (2003) publicou um artigo sobre a técnica dos sistemas Invisalign. Segundo ele, como técnica, é apenas mais uma parte do arsenal do ortodontista. É uma técnica estética que pode ser usada para tratar casos de alinhamento simples a moderado, especialmente no adulto[10]

S. Vincent (2004) realizou um estudo com a investigação objetiva do sistema Invisalign. A presente investigação examinou modelos pré e pós-tratamento utilizando o sistema de classificação objetiva do American Board of Orthodontics para moldes dentários para avaliar objetivamente o sistema Invisalign. Os dados sugerem uma melhoria significativa no alinhamento e inadequações no contacto oclusal com o sistema Invisalign.[11]

Garret Djeu et al (2004) realizaram uma avaliação dos resultados do tratamento comparando objetivamente o tratamento Invisalign (Align Technology, Santa Clara, Califórnia) com aparelhos ortodônticos. Concluiu que o Invisalign era especialmente deficiente na sua capacidade de corrigir grandes discrepâncias antero-posteriores e contactos oclusais. Os pontos fortes do Invisalign foram a sua capacidade de fechar espaços e corrigir rotações anteriores e alturas de cristas marginais. Este estudo pode ajudar os clínicos a determinar quais os pacientes mais adequados para o tratamento com Invisalign.[12]

Manuel O Lagravère et al (2005) efectuaram uma revisão sistemática da literatura para determinar os efeitos do tratamento com o sistema ortodôntico Invisalign (Align Technology), Santa Clara, Califórnia). Os estudos inadequadamente concebidos que os autores encontraram representavam apenas um nível inferior de evidência (nível II). Por isso, os autores concluíram que não é possível tirar conclusões sólidas sobre os efeitos do tratamento com os aparelhos Invisalign. Futuros ensaios clínicos prospectivos e randomizados são necessários para apoiar, com evidências científicas sólidas, as afirmações sobre os efeitos do tratamento com o Invisalign. Os clínicos terão que confiar na sua experiência clínica com o Invisalign, nas opiniões de especialistas e nas limitadas evidências publicadas quando utilizarem os aparelhos Invisalign[13]

R R Miethke et al (2005) realizaram um estudo para avaliar a saúde periodontal em pacientes durante o tratamento com aparelhos ortodônticos fixos ou com o sistema Invisalign. O Índice de Placa modificado foi significativamente menor no grupo Invisalign em geral. Por outro lado, a condição periodontal das duas amostras era quase idêntica. A saúde periodontal não foi afetada, apesar de os alinhadores do sistema Invisalign cobrirem todos os dentes e a gengiva queratinizada em parte. Isto pode ser atribuído ao facto de os alinhadores serem removíveis, permitindo assim uma higiene oral sem entraves.[14]

Robert L Boyd (2005) publicou um artigo para identificar o papel do higienista dentário no processo de tratamento Invisalign. Nele, o Dr. Shuman apresenta diretrizes para a seleção e tratamento de pacientes com Invisalign.2 Conclui que, para os pacientes que necessitam de tratamento ortodôntico, o higienista dentário é um conselheiro de confiança e uma fonte de informação. Para os pacientes que já estão em tratamento, o higienista dentário ajuda os pacientes a serem complacentes e educa-os na manutenção e melhoria da saúde oral durante e após o tratamento.[15]

Mirjam Hönn et al (2006) referiram que a terapia Invisalign é um método de tratamento ortodôntico que utiliza placas de poliuretano transparentes e amovíveis. A sua aplicabilidade em casos de extração é limitada. O principal objetivo da paciente era submeter-se a um tratamento para resolver o seu apinhamento anterior da forma mais discreta possível do ponto de vista estético. Os achados diagnósticos foram: constrição da arcada maxilar e mandibular com apinhamento dentário anterior; proclinação e anteposição dos interiores; neutroclusão com overjet de 6 mm e overbite de 1 mm. As radiografias mostravam uma inclinação mesial dos caninos e pré-molares inferiores e uma relação esquelética de Classe II ligeira com uma configuração craniofacial vertical. O tratamento foi iniciado com a extração dos quatro primeiros pré-molares e a colocação dos attachments (compósito Tetric Ceram). Após o uso dos alinhadores Invisalign, o segmento anterior ficou verticalizado e retraído, o apinhamento foi resolvido e as arcadas bem alinhadas. A neutroclusão do paciente foi mantida, as relações anteriores fisiológicas nos planos sagital e vertical foram alcançadas, e os caninos e pré-molares inferiores foram verticalizados. O tratamento ativo durou 1 ano e 8 meses e meio e envolveu 43 alinhadores maxilares e 28 mandibulares. Particularmente nos casos com indicação alargada para esta nova modalidade de tratamento, deve ser tida em consideração a importância de um diagnóstico e planeamento de tratamento exaustivos e meticulosos, bem como um sólido conhecimento dos fundamentos biológicos e mecânicos.[16]

W Randol Womack (2006) publicou um relato de caso e disse que o tratamento ortodôntico com o sistema Invisalign se tornou mais refinado e complexo nos últimos anos, graças à constante revisão e crítica dos casos tratados pela Tecnologia Align e por clínicos experientes. Uma das áreas mais desafiantes tem sido o tratamento que envolve a extração de incisivos inferiores ou de um, dois ou quatro pré-molares. O relatório que se segue mostra um caso de extração de quatro pré-molares tratado exclusivamente com Invisalign, sem recurso a aparelhos fixos convencionais. É importante comparar as posições clínicas dos dentes com as imagens do ClinCheck a cada seis a

---

10 alinhadores. Se a comparação não se situar dentro dos 10%, o médico deve interromper o tratamento nesse ponto e determinar o que deve ser feito para voltar ao caminho certo. Isto pode significar voltar a um alinhador que se ajuste e depois repetir os alinhadores seguintes. Ou se os contactos apertados estiverem a impedir os dentes de se moverem, pode significar realizar a redução interproximal mais cedo do que o planeado. Nesta fase, o médico pode também ter de confrontar o doente sobre a sua conformidade. Se nada mais funcionar, pode ser necessária uma correção intermédia. Qualquer que seja a escolha, o médico não pode continuar a dar ao paciente alinhadores que se estão a adaptar cada vez pior.[17]

R R Miethke et al (2007) efectuaram um estudo para avaliar a saúde periodontal dos pacientes durante o tratamento com o sistema Invisalign ou aparelhos linguais fixos. Os pacientes com Invisalign demonstraram índices modificados significativamente melhores. No entanto, as profundidades de sondagem do sulco eram muito semelhantes em ambos os grupos de tratamento. Apesar de todos os dentes e partes da gengiva queratinizada estarem cobertos quase todo o dia durante o tratamento Invisalign, o risco periodontal é menor do que o associado aos aparelhos linguais fixos. Isto pode dever-se ao facto de os alinhadores serem removíveis, permitindo uma higiene oral sem entraves. Em contraste, as superfícies dentárias linguais são muito difíceis de limpar quando se utiliza um aparelho fixo.[18]

Xiem Phan et al (2007) publicou um artigo sobre as limitações do tratamento Invisalign. Ele afirmou que pode ser difícil obter resultados semelhantes aos dos aparelhos fixos mais convencionais. O uso do aparelho Invisalign em combinação com aparelhos fixos tem sido explorado para reduzir o tempo necessário para usar aparelhos fixos, mas pode resultar em honorários profissionais consideravelmente mais elevados em geral. Por outro lado, o aparelho Invisalign pode proporcionar uma excelente estética durante o tratamento, facilidade de utilização, conforto de uso e uma higiene oral superior. A investigação adicional e o refinamento do desenho deverão permitir um maior desenvolvimento deste tratamento útil.[19]

Robert L Boyd (2008) publicou um relatório no qual três pacientes foram tratados com um novo protocolo de tratamento para Invisalign para demonstrar que uma variedade de más oclusões complexas podem ser tratadas com sucesso usando este protocolo, incluindo a correção de apinhamento moderado, correção de Classe II divisão 1 moderada, e sobremordida profunda. O novo protocolo incluiu novos métodos para correcções anteriores/posteriores, mostrando no computador o efeito dos elásticos para o tratamento da Classe II simulado como um movimento anterior/posterior de uma fase no final do tratamento. O escalonamento para a redução interproximal (IPR) é agora automaticamente escalonado quando existe um melhor acesso aos contactos interproximais para evitar IPR quando existe uma sobreposição significativa entre os dentes para evitar a realização de IPR em superfícies que podem ser danificadas por instrumentos como brocas, tiras e discos quando cortados num ângulo agudo. O escalonamento dos movimentos dentários é agora também efectuado para permitir que os movimentos combinados ocorram simultaneamente para cada dente, sendo que o dente que precisa de se mover mais (o dente principal) determina o número mínimo de etapas necessárias. Todos os outros dentes movem-se a um ritmo mais lento do que o dente principal durante toda a duração do tratamento. Os attachments são agora colocados no meio da coroa automaticamente para rotação e automaticamente dimensionados em proporção à coroa clínica. A utilização de attachments rectangulares biselados horizontais com 1 mm de espessura (dimensão vestíbulo-lingual) é padrão nos pré-molares para a retenção dos alinhadores durante movimentos intrusivos, tais como o nivelamento da curva inferior do spee em sobremordida profunda para extrusões e para o controlo do eixo longo do dente durante movimentos de torção. O escalonamento dos movimentos dentários acompanha agora as velocidades lineares e rotacionais dos dentes separadamente, sendo o número de fases de tratamento determinado pelo dente principal com base nas suas velocidades máximas rotacionais ou lineares, com um máximo de dois graus de rotação por fase. Os movimentos simultâneos são efectuados para todos os dentes, proporcionando um espaço visível (aproximadamente 0,05 mm) entre os dentes durante os movimentos para além dos outros dentes, utilizando a expansão em vez do IPR como forma primária de aumentar o espaço disponível para a correção do apinhamento.[20]

Robert L Boyd (2008) publicou um artigo que fez uma avaliação honesta dos primeiros desafios que encontrámos com esta nova abordagem. Ele discutiu livremente o que ele acreditava serem contra-indicações para o tratamento com Invisalign. Ele também apontou situações em que o Invisalign pode ser superior aos aparelhos fixos. Por exemplo, ele foi o primeiro a demonstrar à profissão os benefícios dos alinhadores no tratamento de mordidas abertas anteriores[21]

Neal D Kravitz et al (2008) publicaram um artigo para avaliar a influência dos attachments e da redução interproximal em caninos submetidos a movimentos rotacionais com Invisalign. Concluiu que os attachments verticais-elipsoides e a redução interproximal não melhoram significativamente a precisão da rotação do canino com o sistema Invisalign[22]

James A. Mcnamara et al (2009) afirmaram que a contenção invisível de Ponitz pode ser utilizada tanto no final do tratamento ortodôntico quanto como contenção de transição entre determinadas fases do tratamento. Por exemplo, uma fase de terapia com aparelho fixo para alinhar a dentição e eliminar as compensações dentárias muitas vezes precede uma fase ortopédica do tratamento ou um procedimento de cirurgia ortognática. Se um aparelho funcional for utilizado, os dentes devem ser mantidos em suas novas posições durante a confeção do aparelho para que ele se encaixe no momento da entrega. Um aparelho de contenção temporário, rápido e económico, é desejável durante este período intermédio. O retentor invisível é simples de construir, fácil de entregar e barato. Além disso, quando o retentor invisível é usado como um aparelho de acabamento, pequenas mudanças na posição do dente podem ser feitas no modelo de trabalho antes da fabricação do aparelho. Quando o aparelho é usado como um retentor de transição, o modelo não é alterado antes da fabricação do aparelho.[23]

Rakesh Thukral et al (2015) afirmaram que a influência da aparência na vida pessoal e profissional levou a um interesse considerável entre a população adulta que procura tratamento ortodôntico nos últimos anos. Invisalign ou alinhadores transparentes são os métodos de tratamento ortodôntico estético da nova era, desenvolvidos especialmente para adultos que são muito auto-conscientes da sua aparência. Este artigo tem como objetivo discutir os prós e os contras deste dispositivo, uma vez que tem a tendência de transformar o sorriso sem interferir com a vida diária dos pacientes.[24]

John Morton (2017) publicou um artigo sobre a conceção do sistema Invisalign. afirmou que o tratamento com alinhadores Clear progrediu imenso desde o seu início. As inovações do Invisalign baseadas na biomecânica fundamental, nos biomateriais e no conhecimento e experiência ortodônticos permitiram aos profissionais tratar casos altamente complexos com excelentes resultados clínicos. Desde 2010, os médicos utilizaram os alinhadores Invisalign para tratar mais de 750.000 pacientes com más oclusões "complexas", incluindo Classe II, mordida aberta, extração de bicúspide e mordida profunda. À medida que a tecnologia incorpora a "inteligência ortodôntica" no alinhador Invisalign e melhora os protocolos e ferramentas para o planeamento do tratamento, a terapia com alinhadores está cada vez mais perto de se tornar o verdadeiro tratamento de ponta.[25]

Daniel I. Taub (2017) publicou um artigo sobre a cirurgia ortognática em pacientes com Invisalign. Ele disse que a terapia ortodôntica com alinhadores transparentes mudou o paradigma tanto no manejo ortodôntico da má oclusão quanto nas necessidades intraoperatórias do paciente de cirurgia ortognática durante a manipulação maxilomandibular. A evolução da tecnologia de software, especificamente com a manipulação de dados para criar modelos tridimensionais, proporciona às equipas multidisciplinares oportunidades adicionais para aperfeiçoar os planos de tratamento através da combinação do planeamento do tratamento ortodôntico e do planeamento cirúrgico virtual. A eliminação simultânea do hardware ortodôntico convencional, embora desafiante à primeira vista devido à superfície comprometida para a fixação intermaxilar, alimenta o engenho para trazer os conceitos de fixação maxilomandibular tradicionalmente utilizados em trauma para a arena da cirurgia ortognática electiva.[26]

Aikaterini Papadimitriou et al (2018) realizaram uma revisão sistemática para pesquisar sistematicamente a literatura e avaliar as evidências disponíveis relativamente à eficácia clínica do sistema Invisalign®. Afirmou que, embora esta revisão tenha incluído um número considerável de estudos, não podem ser feitas recomendações clínicas claras, com base em evidências científicas sólidas, para além do tratamento sem extração de más oclusões ligeiras a moderadas em pacientes que não cresceram. Os resultados devem ser interpretados com cautela devido à elevada heterogeneidade.[27]

Kislaya Kumar et al (2018) afirmou que, atualmente, não são só os adultos que têm influência da fachada na sua vida profissional e pessoal, mas também as crianças têm a mesma. A estética dos pacientes que usam Invisalign aumenta devido à sua natureza transparente. Os pacientes devem ser bem informados sobre as vantagens e desvantagens da terapia com alinhadores transparentes. O aparelho Invisalign pode proporcionar uma excelente estética durante o tratamento, conforto de utilização, facilidade de utilização e uma higiene oral superior.[28]

Ipek Tamer et al (2019) publicou um artigo no qual afirmou que os alinhadores transparentes são uma opção estética e confortável para o tratamento ortodôntico e ganharam imensa popularidade na última década. Esta revisão irá destacar a crescente popularidade dos alinhadores transparentes, descrevendo alguns sistemas de alinhadores frequentemente utilizados atualmente.[29]

Meng-Huan Tsai et al (2020) apresentaram um artigo de revisão. O objetivo desta revisão era atualizar a evidência sobre a eficácia do tratamento com o aparelho Invisalign. Concluiu que o tratamento Invisalign para controlar a inclinação vestibulolingual e os contactos oclusais era menos do que ideal.

Nenhuma das movimentações dentárias estava completamente de acordo com as previsões. Poderão ser necessárias prescrições auxiliares ou revistas para obter resultados de elevada qualidade. Como o material, o desenho do tratamento e os métodos de avaliação diferem entre os estudos, os resultados devem ser interpretados com cuidado.[30]

Nada Haouili et al (2020) realizaram uma investigação para fornecer uma atualização sobre a precisão da movimentação dentária com Invisalign (Align Technology, Santa Clara, Califórnia). Constatou que houve uma melhoria acentuada na precisão geral; no entanto, os pontos fortes e fracos da movimentação dentária com Invisalign permaneceram relativamente os mesmos.[31]

Terpsithea Christou et al (2020) realizaram um estudo para avaliar e comparar os resultados do tratamento do sorriso entre pacientes tratados com alinhadores transparentes Invisalign (Align Technology, Santa Clara, Califórnia) e aqueles tratados com aparelhos fixos tradicionais, integrando variáveis como simetria labial, índice de sorriso, inclinação do sorriso, corredores vestibulares e exibição gengival na avaliação dos resultados do sorriso. Os resultados sugerem que, para pacientes com Classe I sem extração, o tratamento com aparelhos fixos tradicionais altera mais o sorriso do paciente do que o tratamento com Invisalign, e os aparelhos fixos parecem ser mais eficazes na melhoria das variáveis que quantificam o resultado do sorriso após o tratamento.[32]

Nimish Wajekar et al (2022) publicaram um artigo de revisão no qual descrevem como este sistema evoluiu desde o seu lançamento, como difere de outros alinhadores transparentes, porque é que os resultados com o Invisalign são mais previsíveis do que com outras terapias de alinhadores transparentes e como é que o Invisalign conseguiu alcançar estes resultados. Vantagens, desvantagens e suas limitações. Alinhadores na pandemia da COVID-19. Como a terapia com alinhadores transparentes está a ganhar cada vez mais popularidade entre os pacientes adultos, este artigo pode ser útil para os ortodontistas que estão a planear incorporar o Invisalign e os alinhadores transparentes na sua prática.[33]

CAPÍTULO 4

APARELHO EDGEWISE VS ALINHADORES TRANSPARENTES

O tratamento com alinhadores transparentes é uma técnica ortodôntica. Como tal, os princípios ortodônticos de aplicação de força, engate, ancoragem e biomecânica têm de ser aplicados à técnica dos alinhadores transparentes. No entanto, os alinhadores transparentes movem os dentes de forma diferente dos aparelhos fixos. Portanto, uma compreensão clara das semelhanças e diferenças entre os aparelhos fixos e os alinhadores transparentes é essencial para o clínico ao tomar a decisão de tratar um caso com aparelhos fixos ou alinhadores transparentes. Os alinhadores transparentes são especialmente adequados para tratar algumas más oclusões de forma mais eficiente do que os aparelhos fixos, oferecendo um melhor controlo vertical e uma gestão superior das considerações de ancoragem. Conhecer os pontos fortes e fracos dos alinhadores transparentes como aparelho ortodôntico irá ajudar o clínico a selecionar o melhor aparelho ortodôntico para tratar uma má oclusão específica.[4]

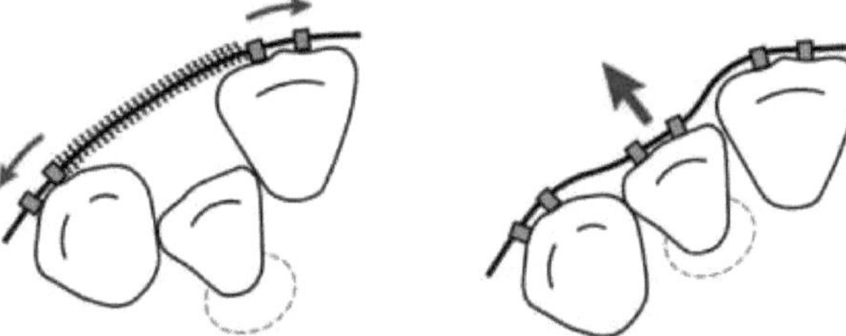

Fig 1: Quando o fio da arcada volta à sua forma original, puxa o dente irrompido lingualmente para dentro da arcada dentária.

FORÇA, ENVOLVIMENTO E ANCORAGEM

FORÇA

Uma diferença fundamental entre a forma como um sistema de brackets e fios move os dentes e a forma como os alinhadores transparentes movem os dentes é que os aparelhos fixos puxam os dentes enquanto os alinhadores transparentes empurram os dentes.

A Figura 1 mostra que quando um arco é encaixado em um dente irrompido lingualmente, a elasticidade do arco faz com que o arco retorne à sua forma original. Quando o arco retorna à sua forma original, ele puxa o dente irrompido lingualmente para movê-lo para dentro da arcada.

A força aplicada ao dente depende da flexibilidade do fio do arco e da quantidade de deflexão que ele sofre para encaixar o dente. Da mesma forma, no fechamento de espaço com aparelhos fixos, uma corrente elastomérica é esticada para envolver os dentes através do espaço, e quando a corrente elastomérica se contrai e volta à sua forma original, ela puxa os dentes juntos e o espaço fecha. Em contraste, os alinhadores transparentes movem os dentes exercendo uma força de empurrão. Quando um alinhador é inserido sobre os dentes, existem pequenas diferenças entre as posições dos dentes intra-oralmente e as posições dos dentes no alinhador. O alinhador deforma-se sobre os dentes e a elasticidade do material do alinhador empurra os dentes para a sua posição. Os encaixes optimizados fornecem uma superfície ativa e plana contra a qual o alinhador pode empurrar para efetuar movimentos dentários, tais como extrusão ou rotação (Fig. 3).

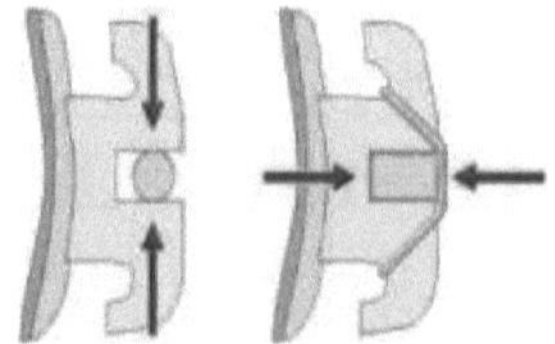

Fig 2 O fio de arco inicial redondo e flexível envolve o dente para o colocar em posição. Um fio de arco retangular de tamanho normal
encaixa completamente na ranhura do bracket para que o torque e a ponta incorporados na ranhura
do bracket
se expressem clinicamente. (Reproduzido de Burstone CJ, Choy KC. The Biomechanical Foundation of Clinical Orthodontics. Chicago: Quintessence, 2015).

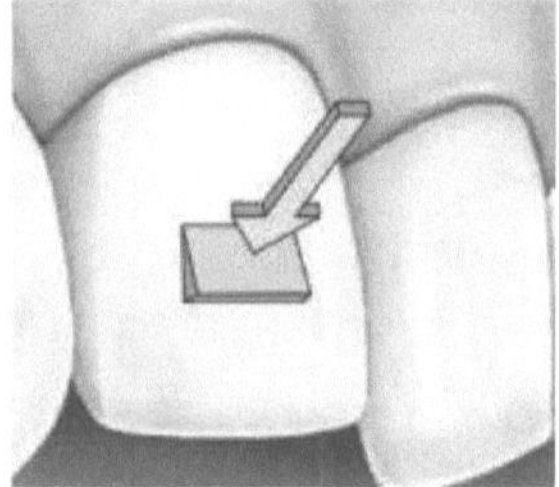

Fig 3 Os alinhadores transparentes pressionam contra a superfície plana de um acessório para mover os dentes.

PADRÕES DE FORÇA, ENGATE E ANCORAGEM EM APARELHOS FIXOS VS ALINHADORES TRANSPARENTES		
	APARELHO FIXO	ALINHADORES CLAROS
FORÇA	Exerce uma atração sobre os dentes	Exerce um "empurrão" sobre os dentes
ENGAJAMENTO	Colocar o fio no suporte. Quanto mais grosso for o fio, melhor será o encaixe.	Plástico à volta dos dentes: Quanto mais plástico for colocado à volta dos dentes, melhor será o compromisso
ANCHORAGE	Ancoragem recíproca: A terceira lei de Newton	Os segmentos de ancoragem podem ser pré-determinados

ENGAJAMENTO

Os aparelhos fixos encaixam os dentes através de um fio de arco ligado na ranhura do bracket. Quanto mais espesso e rígido for o arco, melhor será o encaixe. A seqüência de arcos começa com arcos redondos e flexíveis, com uma longa faixa de trabalho e alta elasticidade, e gradualmente avança para arcos rígidos e retangulares de aço inoxidável. Num fio de arco que se aproxima do tamanho da ranhura do bracket, a ponta, o torque, e as entradas e saídas que estão incorporadas na ranhura ou base do bracket serão mais completamente expressas (Fig. 2). Os alinhadores transparentes encaixam os dentes através do material do alinhador enrolado à volta dos dentes. Quanto mais material de alinhador for enrolado à volta de um dente, melhor será o encaixe. Em dentes com coroas clínicas longas e maior área de superfície, há um melhor encaixe e, portanto, uma melhor expressão do movimento dentário (Fig. 4 a). Inversamente, em dentes com coroas clínicas curtas e menor área de superfície, há um menor encaixe e menor expressão do movimento dentário (Fig. 4 b). Uma forma de aumentar o envolvimento do alinhador em dentes com morfologia pequena - por exemplo, incisivos laterais em forma de cavilha - é colocar um acessório no dente. Isto aumenta a área de superfície do dente e, por conseguinte, aumenta o envolvimento do alinhador para ajudar o movimento dentário a expressar-se clinicamente. Da mesma forma, nos casos em que se planeia uma distalização sequencial, é fundamental registar a superfície distal do dente mais distal da arcada, de modo a que o alinhador possa encaixar totalmente nesse dente para o distalizar.

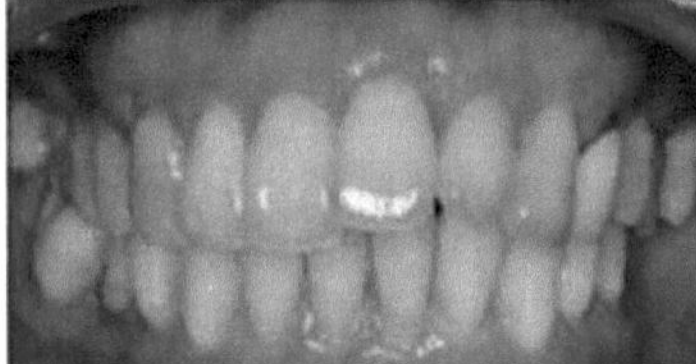

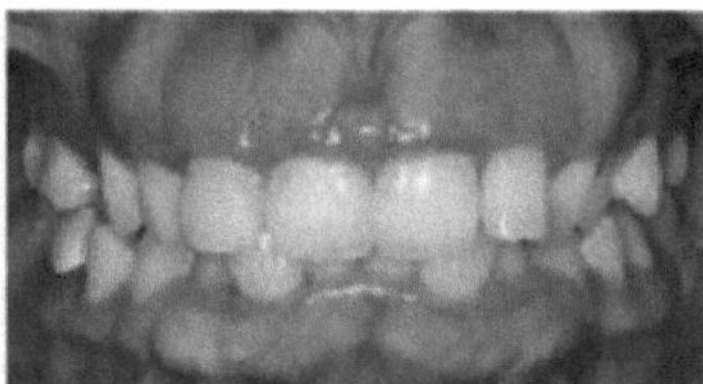

Fig. 4: As coroas clínicas longas (a) proporcionam um melhor encaixe para os alinhadores transparentes, enquanto as coroas clínicas curtas (b) oferecem um menor encaixe.

ANCHORAGE

Nos aparelhos fixos edgewise, o modelo de ancoragem mais comum é o de ancoragem recíproca, baseado na terceira lei de Newton: Para cada ação, há uma reação igual e oposta (Fig. 5). Um segmento de dentes atuará como unidade de ancoragem para outro segmento de dentes. Por exemplo, no fechamento do local de extração do primeiro pré-molar, os dentes posteriores atuam como um segmento de ancoragem para os dentes anteriores. Ao mesmo tempo, os dentes anteriores actuam como um segmento de ancoragem para os dentes posteriores. Como a área da superfície radicular do segmento posterior é maior do que a do segmento anterior, o segmento anterior irá retrair mais do que o segmento posterior irá mover-se para frente. O movimento para frente do segmento posterior é chamado de perda de ancoragem em ortodontia. Esta perda de ancoragem é frequentemente tida em conta pelo clínico quando planeia o tratamento de casos de extração para assegurar que a oclusão vestibular termina numa relação cúspide-fossa na oclusão final. No tratamento com alinhadores transparentes, os segmentos de ancoragem podem ser pré-determinados e podem mudar em diferentes fases do tratamento. Neste aspeto, os alinhadores transparentes oferecem um controlo extremamente bom da ancoragem, porque os dentes de ancoragem podem ser tornados imóveis em diferentes fases do tratamento. Por exemplo, na fase de distalização sequencial da arcada maxilar, apenas os segundos molares são distalizados nas fases iniciais do tratamento. Os demais dentes da arcada, de primeiro molar a primeiro molar, não se movimentam nas fases iniciais e atuam como segmento de ancoragem para empurrar os segundos molares para distal, para correção anteroposterior (Fig. 6). No protocolo de extração do primeiro pré-molar G6 (Tecnologia Align), para uma ancoragem máxima, apenas os caninos e os dentes posteriores se movem nas fases iniciais do tratamento. Os incisivos não se movem e actuam como um segmento de ancoragem anterior para distalizar o canino no local da extração para o fecho do espaço. Numa determinada fase do tratamento, os

Numa determinada fase do tratamento, o segundo pré-molar e os molares deixam de se mover e tornam-se o segmento de ancoragem posterior, uma vez que os caninos e os incisivos são retraídos para o restante encerramento do local de extração (Fig. 7).

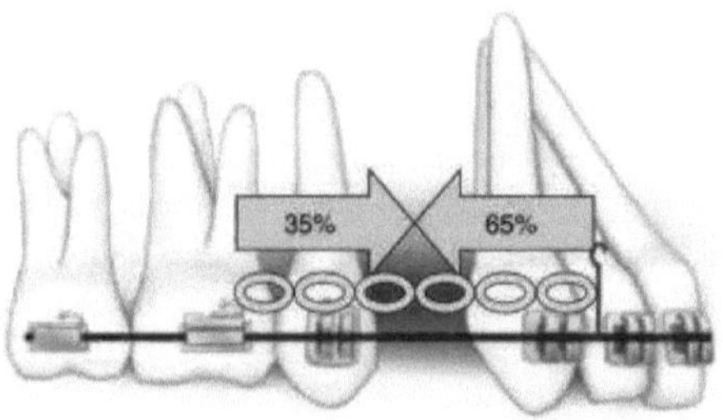

Fig 5 O conceito de ancoragem recíproca no fecho do espaço de extração do aparelho fixo

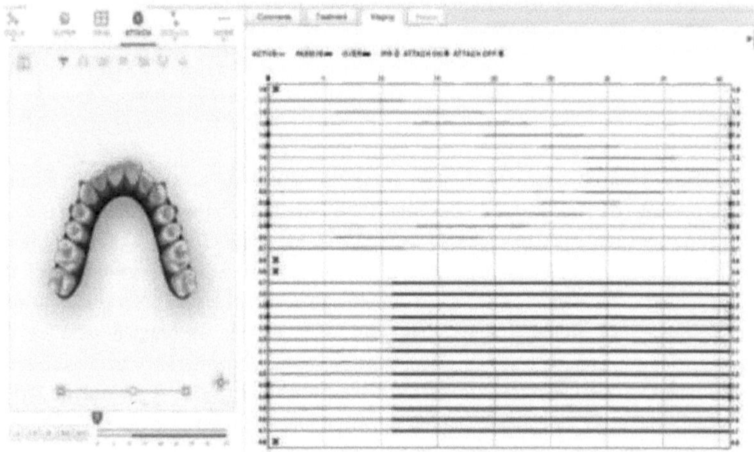

Fig. 6 Padrão de estágio para distalização seqüencial dos molares superiores. Do estágio 1 ao 12, somente os segundos molares superiores estão se movimentando. O restante dos dentes superiores, de primeiro molar a primeiro
molar, atua como segmento de ancoragem.

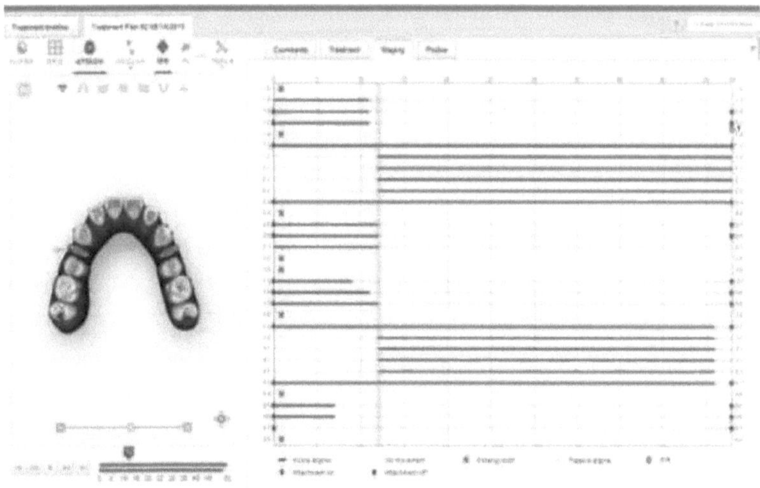

Fig. 7 Padrão de faseamento para o encerramento do espaço de extração do primeiro pré-molar G6. Nas fases iniciais do tratamento, os incisivos não se movem e actuam como um segmento de ancoragem para empurrar o canino distalmente para o local da extração. Após a fase 14, os dentes posteriores já não se movem e actuam como um segmento de ancoragem para a retração contínua do canino e dos incisivos para o encerramento do espaço de extração.

EXTRUSÃO, INTRUSÃO, BINÁRIO E INCLINAÇÃO DAS RAÍZES

CAPACIDADES DOS APARELHOS FIXOS VERSUS ALINHADORES TRANSPARENTES EM TERMOS DE EXTRUSÃO, INTRUSÃO, TORQUE, INCLINAÇÕES RADICULARES		
	APARELHOS FIXOS	ALINHADORES CLAROS
EXTRUSÃO	Dente único	Segmento anterior
INTRUSÃO	Apenas intrusão relativa	Segmentos inteiros ou intrusão selectiva
TORQUE	Torque radicular labial e lingual	Torque radicular lingual através de cristas motoras
INCLINAÇÕES DE RAIZ	Controlo das inclinações radiculares através do posicionamento dos brackets e das dobras do fio	Controlo das inclinações das raízes através de fixações optimizadas e curvas de empena virtuais

EXTRUSÃO

Nos aparelhos fixos edgewise, a extrusão de um único dente pode ser realizada com relativa facilidade. Entretanto, como todos os dentes da arcada estão conectados por um fio, há movimentos recíprocos dos dentes adjacentes. Por exemplo, num caso em que um canino erupcionado vestibularmente requer extrusão, à medida que o canino extrude, os incisivos laterais e centrais adjacentes e o primeiro pré-molar irão intruir (Fig. 8). Isto pode criar um bloqueio temporário no plano oclusal. Eventualmente, à medida que o tratamento progride para arcos mais rígidos, o plano oclusal se nivelará. No caso de movimentos dentários recíprocos serem indesejáveis, um arco rígido pode ser colocado para estabilizar o plano oclusal, e um overlay flexível de dois fios pode ser colocado para extruir o canino erupcionado vestibularmente. A extrusão de um único dente é um movimento dentário moderadamente difícil para os alinhadores transparentes, dependendo da quantidade de extrusão necessária. Por vezes, pode ser necessário colocar algum tratamento auxiliar, como botões e elásticos, para ajudar na extrusão de um único dente. No entanto, a extrusão de grupos de dentes, por exemplo, quando os incisivos superiores são extruídos para fechar uma mordida aberta anterior, pode ser efectuada com sucesso com alinhadores transparentes (Fig. 9).

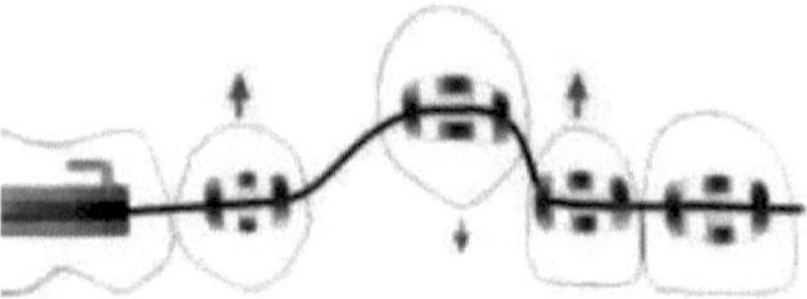

Fig 8 Com aparelhos fixos, a força extrusiva sobre o canino produz forças intrusivas sobre os dentes adjacentes. dentes adjacentes.

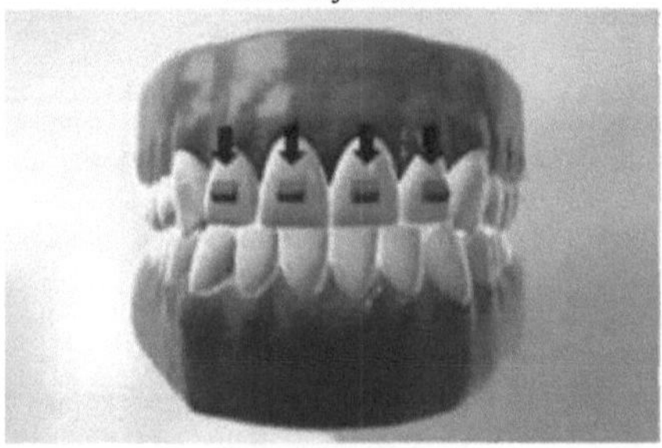

Fig. 9 Extrusão dos incisivos superiores com attachments extrusivos optimizados de vários dentes para fechar uma mordida aberta anterior. (Reproduzido com a permissão da Align Technology, Inc.)

INTRUSÃO

Nos aparelhos fixos edgewise, as arcadas dentárias são niveladas através de uma intrusão relativa com curvas reversas no arco (Fig. 10). À medida que os dentes anteriores se intrometem, há uma extrusão simultânea dos dentes posteriores. Em alternativa, podem ser utilizadas arcadas de base intrusivas segmentares com uma gestão cuidadosa da ancoragem posterior através de arcos transpalatais ou linguais ou de um aparelho extrabucal de tração alta na arcada maxilar para gerir qualquer extrusão recíproca indesejada dos segmentos posteriores. No tratamento com alinhadores transparentes, segmentos inteiros de dentes podem ser intruídos com sucesso, ou a intrusão selectiva de dentes individuais também pode ser programada para corrigir uma inclinação oclusal ou nivelar as margens gengivais. Isto pode ser efectuado sem a extrusão simultânea dos segmentos posteriores, se assim o desejar. Como resultado, os alinhadores transparentes oferecem um controlo vertical extremamente bom. Na Fig. 11, a intrusão anterior é programada para nivelar a curva de Spee no arco mandibular para corrigir uma mordida profunda. Na Fig. 12, a intrusão posterior é programada para criar uma folga oclusal depois de os dentes posteriores terem hipererupcionado.

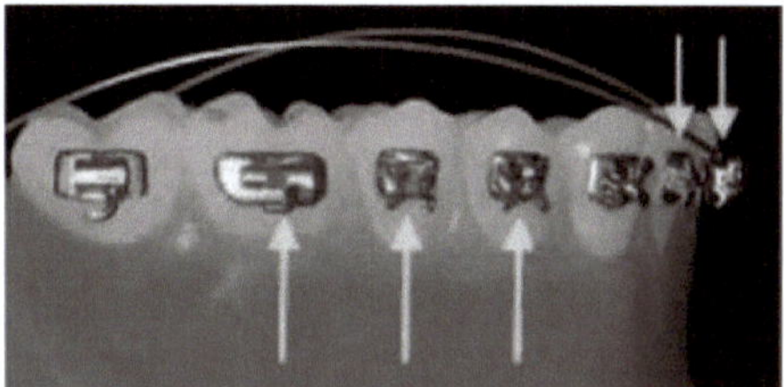

Fig 10 Intrusão relativa com uma curva inversa no fio.

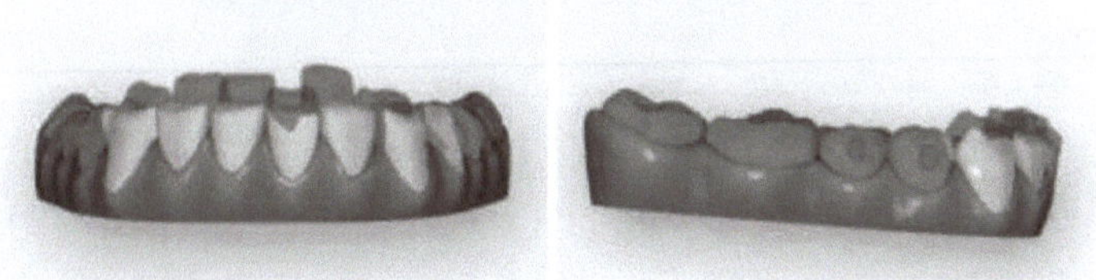

Fig 11 (a e b) Sobreposições no programa de software mostrando a intrusão anterior para nivelar a curva de Spee.

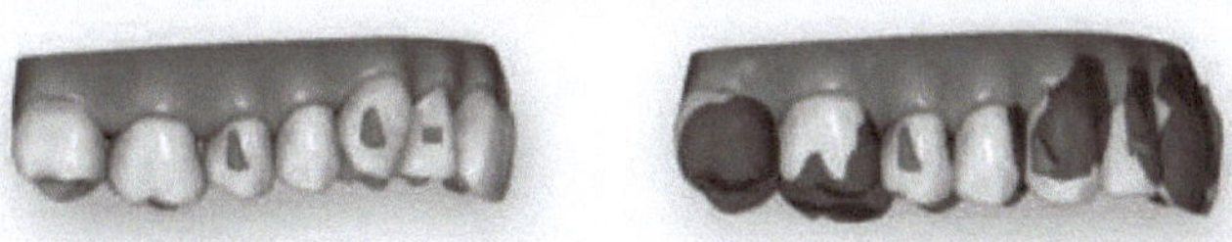

Fig. 12 (a e b) Sobreposições no programa de software mostrando a intrusão posterior para criar espaço oclusal.

TORQUE

Nos aparelhos fixos edgewise, o torque é incorporado no slot do braquete. A quantidade de torque expressa está relacionada com o tamanho do fio e a quantidade de torque embutido no slot do braquete. Existem diferentes prescrições de torque para diferentes sistemas de braquetes. Alguns clínicos utilizarão diferentes prescrições de torque para pacientes individuais, dependendo da má oclusão inicial. Torque adicional pode ser adicionado fazendo dobras de torque no arco. No entanto, quando existe uma diferença de tamanho entre o fio e a ranhura do braquete, o fio tem um ângulo de liberdade para se mover dentro da ranhura do braquete; isto é normalmente conhecido como jogo. Este elemento de folga entre a ranhura do braquete e o fio é responsável pelo facto de o torque real expresso ser sempre inferior ao torque prescrito num sistema de aparelho fixo. Os alinhadores transparentes oferecem a caraterística de crista de força para o torque lingual da raiz (Fig. 13). O torque dos incisivos na oclusão final pode ser pré-determinado para cada paciente, dependendo da inicial, da oclusão final desejada e do suporte labial dos tecidos moles. Os alinhadores transparentes são muito eficientes na gestão do torque dos incisivos quando não é desejado um torque excessivo. O torque excessivo pode ser indesejável em casos com ligeira protrusão dos incisivos que são tratados com não-extração, com torque dos incisivos superiores em casos de extração dos incisivos inferiores, e quando o ângulo do plano mandibular dos incisivos requer uma gestão cuidadosa. No entanto, tal como nos aparelhos fixos, existe um elemento de jogo entre o alinhador e os dentes, fazendo com que o torque real expresso clinicamente seja inferior ao prescrito. Por isso, nos casos de extração em que se prevê alguma perda de torque dos incisivos, deve ser incluído um torque adicional na oclusão final no software.

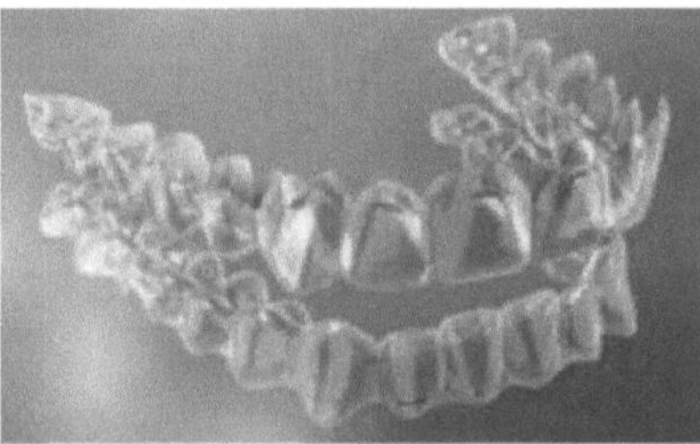

Fig 13 Caraterística da crista de potência para o torque incisivo nos incisivos maxilares e mandibulares.

INCLINAÇÕES DE RAIZ

Nos aparelhos fixos edgewise, a ponta é embutida no slot do braquete. Se for necessário um ajuste adicional às inclinações da raiz, então podem ser feitas dobras na ponta da raiz no arco. Mais uma vez, pode haver alguma folga entre o slot do braquete e o arco, o que impede a expressão total da ponta embutida no slot do braquete. No tratamento com alinhadores transparentes, os attachments de controlo radicular optimizados oferecem controlo das inclinações radiculares (Fig. 14). Os attachments rectangulares longos e verticais também permitem o controlo das inclinações radiculares. Nos casos de extração de incisivos inferiores ou pré-molares, podem ser solicitadas dobras de empena virtuais para assegurar uma gestão cuidadosa das inclinações radiculares à medida que os espaços de extração são fechados.

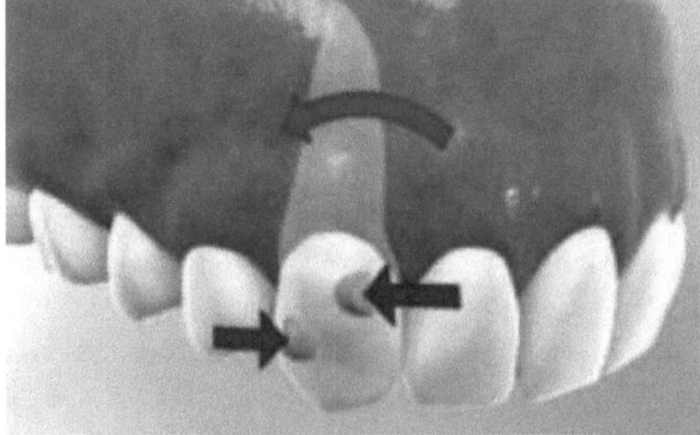

Fig. 14 Acessórios de controlo radicular optimizados para controlo da inclinação radicular. (Reproduzido com a permissão da Align Technology, Inc.)

MECÂNICA DE TRATAMENTO

CAPACIDADES DOS APARELHOS FIXOS VERSUS ALINHADORES TRANSPARENTES EM TERMOS DE INCLINAÇÃO DOS INCISIVOS.

CONTROLO VERTICAL, LINHA MÉDIA CORRECÇÃO, E DISCREPÂNCIA DE TAMANHO DOS DENTES		
	APARELHOS FIXOS	ALINHADORES CLAROS
INCISOR INCLINAÇÃO	Os incisivos tendem a inclinar-se no alinhamento.	Excelente controlo da inclinação dos incisivos
CONTROLO VERTICAL	A sobremordida e o overjet diminuem com a inclinação e o alinhamento dos incisivos	Excelente controlo vertical em casos com sobremordida e sobressaliência mínimas
CORRECÇÃO DA LINHA MÉDIA	Depende do desgaste do elástico	Previsível
DISCREPÂNCIA NO TAMANHO DOS DENTES	Necessita de ser calculado ou ajustado a meio do tratamento	Pode ser calculado com exatidão utilizando o software ClinCheck

INCLINAÇÃO DOS INCISIVOS

No tratamento com aparelhos fixos, os incisivos tendem a inclinar-se durante o alinhamento. Os alinhadores transparentes, por outro lado, oferecem um excelente controlo da inclinação dos incisivos. Para além disso, o formulário de prescrição ClinCheck oferece a opção de indicar que não é desejada qualquer inclinação. As posições labiolingual pré e pós-tratamento dos incisivos maxilares e mandibulares também podem ser monitorizadas utilizando a ferramenta de sobreposição para assegurar que as inclinações dos incisivos e as posições labiolingual são mantidas na oclusão pós-tratamento.

CONTROLO VERTICAL

No tratamento com aparelhos fixos, a sobremordida e o overjet tendem a diminuir à medida que os incisivos se inclinam durante o alinhamento. Isso pode ser favorável quando a má oclusão inicial apresenta uma mordida profunda com sobressaliência aumentada. No entanto, pode ser desfavorável se a má oclusão inicial se apresentar com uma sobremordida e sobressaliência mínimas. Os alinhadores transparentes oferecem um excelente controlo vertical em casos com sobremordida e sobressaliência mínimas. A cobertura oclusal dos alinhadores nos dentes, bem como a capacidade de programar mecânicas intrusivas no plano de tratamento, permitem o nivelamento e o alinhamento com um excelente controlo da dimensão vertical.

CORRECÇÃO DA LINHA MÉDIA

Os elásticos transversais anteriores intra-orais são comumente usados com aparelhos fixos para correção da linha média. Isto depende da colaboração do paciente e é muitas vezes frustrante para o clínico quando a linha média não é corrigida, uma vez que os elásticos anteriores são difíceis de usar. A correção da linha média com alinhadores transparentes é mais previsível, uma vez que a redução interproximal é normalmente incorporada no plano de tratamento para corrigir as linhas médias dentárias. Se as linhas médias forem corrigidas na oclusão final vista no plano de tratamento do software, é muito provável que sejam corrigidas clinicamente.

DISCREPÂNCIA NO TAMANHO DOS DENTES

No tratamento com aparelhos fixos, a discrepância de tamanho dos dentes anteriores de Bolton é normalmente calculada ou ajustada a meio do tratamento. Normalmente, isso acontece quando o clínico tem dificuldade em fechar espaços na arcada maxilar ou mover o canino para uma relação sólida de Classe I. Para resolver esta discrepância, deve ser tomada uma decisão entre deixar espaço à volta dos incisivos laterais relativamente mais pequenos ou comprometer a oclusão vestibular e deixar os caninos numa relação de Classe II suave. No tratamento com alinhadores transparentes, o software de planeamento do tratamento calcula com precisão a discrepância do tamanho dos dentes e resolve-a de acordo com a preferência do clínico, deixando espaço à volta dos incisivos laterais ou incluindo a redução interproximal na arcada oposta. Isto é decidido na fase de planeamento do tratamento e incorporado na oclusão final.

CAPÍTULO 5

SELECÇÃO DE CASOS PARA ALINHADORES TRANSPARENTES

TRATAMENTO

A seleção de casos é um dos factores críticos para um tratamento bem sucedido com alinhadores transparentes. Para alcançar resultados de qualidade, os médicos devem selecionar casos e utilizar opções de tratamento que reflictam a sua experiência com alinhadores transparentes. Tal como acontece com qualquer aparelho e técnica ortodôntica, o médico pode alargar o âmbito das más oclusões tratadas com alinhadores transparentes, à medida que a sua competência na técnica dos alinhadores transparentes aumenta com a experiência. Aqueles com menos experiência no uso de alinhadores transparentes devem começar por selecionar casos simples e, em seguida, aumentar a sua experiência selecionando casos mais moderadamente difíceis; só depois de terem tratado com sucesso um certo número de casos é que devem tentar casos com dificuldade avançada. Ao avaliar a dificuldade dos casos, é boa prática formular sistematicamente uma lista de problemas de acordo com as várias dimensões: discrepâncias de comprimento da arcada, discrepâncias verticais, discrepâncias transversais e discrepâncias antero-posteriores.

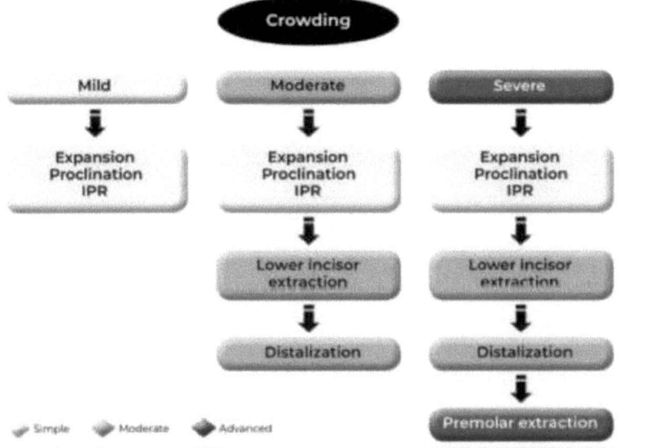

Fig. 15 Técnicas para a resolução do apinhamento e respectivos graus de dificuldade.

Discrepâncias no comprimento do arco

As discrepâncias no comprimento da arcada resultam em apinhamento ou espaçamento da dentição. O apinhamento ligeiro pode ser resolvido através das opções não-extractivas de expansão, proclinação ou redução interproximal (IPR). No formulário de prescrição ClinCheck, o clínico deve dar prioridade à forma como o apinhamento deve ser resolvido, indicando a ordem de preferência das opções acima. O apinhamento moderado pode exigir a extração de um incisivo mandibular ou a distalização da arcada, para além da expansão, proclinação ou IPR. E o apinhamento severo pode requerer extrações de pré-molares, além de todas as opções acima (Fig. 15). Essas opções de tratamento variam de simples a complexas, com um nível crescente de dificuldade. Como mostra a Fig. 15, o apinhamento ligeiro pode ser simples de resolver, mas à medida que o grau de apinhamento aumenta, o grau de dificuldade no tratamento do caso também aumenta. O tratamento da extração de pré-molares é um caso avançado com tratamento com alinhadores transparentes.

Discrepâncias verticais

Nas más oclusões de mordida profunda, existem três opções no software que podem ser prescritas para corrigir a mordida profunda. A opção "Mostrar sobremordida resultante após o alinhamento" pode ser selecionada no formulário de prescrição quando os incisivos maxilares e mandibulares estão muito verticalizados ou retroinclinados. Como os dentes são proclinados para alinhamento, haverá uma intrusão relativa, o que resulta numa sobreposição reduzida dos dentes anteriores, levando à correção da mordida profunda. As mordidas profundas também podem ser corrigidas através da intrusão dos incisivos maxilares e mandibulares. Finalmente, uma combinação de intrusão anterior e extrusão posterior também pode ser prescrita. Os casos tratados variam de simples a avançados, como mostra a Fig. 16. Nas más oclusões de mordida aberta anterior, a mordida aberta anterior pode ser fechada por extrusão anterior com ou sem intrusão posterior concomitante. A intrusão posterior ligeira é previsível, mas a intrusão posterior superior a 1 mm pode exigir uma ancoragem adicional no osso basal com dispositivos de ancoragem temporária (DAT). A complexidade do caso aumenta com a gravidade da mordida aberta anterior e a discrepância esquelética vertical (ver Fig. 16).

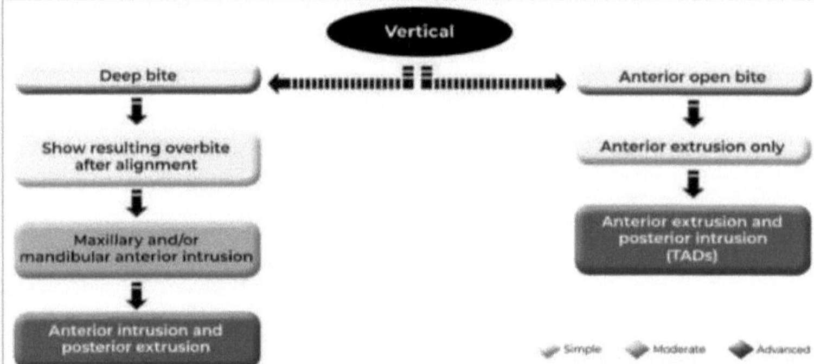

Fig. 16 Técnicas para o tratamento de discrepâncias verticais e respectivos graus de dificuldade.

Discrepâncias transversais

Uma discrepância transversal pode ser de origem dentária ou esquelética. Uma mordida cruzada de um único dente é um caso simples para alinhadores transparentes que podem ser corrigidos através de uma pequena expansão ou proclinação (Fig. 17). Os alinhadores actuarão como um plano de mordida para desocluir os dentes e eliminar a interferência oclusal, ajudando na correção da mordida cruzada. A mordida cruzada de múltiplos dentes pode ser mais desafiadora (ver Fig. 17). A expansão posterior com alinhadores é previsível até um intervalo de 2 mm ou menos por quadrante. O tratamento auxiliar com elásticos cruzados pode ser necessário para ajudar a expansão posterior a se expressar clinicamente. Se a mordida cruzada é de origem esquelética, então a expansão rápida da maxila terá que ser considerada para corrigir a mordida cruzada antes do tratamento com alinhadores transparentes.

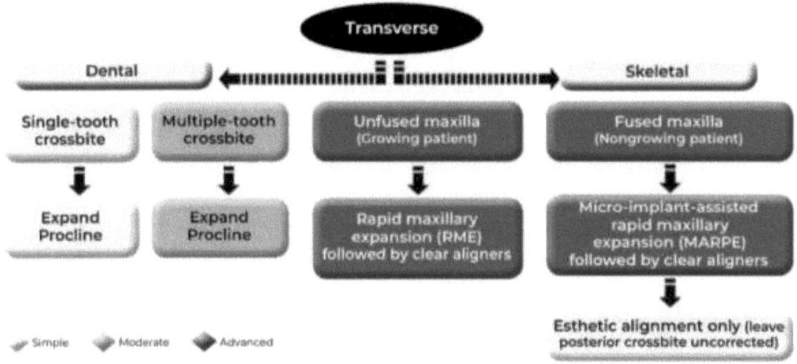

Fig. 17 Técnicas de tratamento das discrepâncias transversais e respectivos graus de dificuldade.

Discrepâncias antero-posteriores

DENTAL

Uma discrepância anteroposterior (AP) que se reflicta na oclusão vestibular pode ser corrigida através de IPR posterior, desgaste elástico intra-oral ou distalização sequencial dos dentes posteriores. A correção vestibular AP através do movimento dentário aplicar-se-ia aos padrões esqueléticos de Classe I ou quando a discrepância esquelética é muito ligeira mas existe uma discrepância dentária AP. Se a discrepância for de 2 mm ou menos (meia cúspide ou menos), então pode ser corrigida através de IPR posterior e/ou desgaste elástico intra-oral. Se a discrepância AP varia de 2 a 4 mm (meia cúspide a cúspide completa), então pode ser necessária uma combinação de IPR, desgaste elástico e distalização sequencial. Se a discrepância for de 4 mm ou mais (cúspide completa), considerar a manutenção da oclusão vestibular existente ou extracções para corrigir a má oclusão. O grau de dificuldade no tratamento do caso aumenta com a quantidade de discrepância AP.

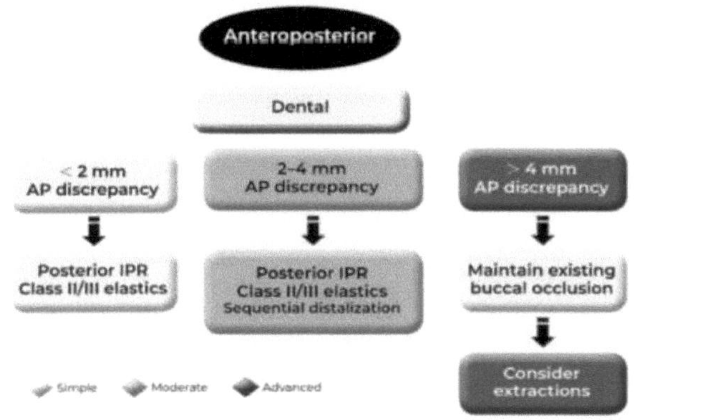

Fig. 18 Técnicas para o tratamento de discrepâncias AP dentárias e os respectivos graus de dificuldade.

ESQUELÉTICO

Quando a discrepância AP é devida a uma discrepância esquelética subjacente, a discrepância esquelética precisará ser tratada em pacientes em crescimento com modificação de crescimento (Fig. 19). Nos padrões esqueléticos de Classe II, os métodos de modificação de crescimento em Ortodontia têm consistido tradicionalmente em aparelhos funcionais, aparelhos extrabucais ou corretores fixos de Classe II. Uma vez que o padrão esquelético foi corrigido para a Classe I, alinhadores transparentes poderiam ser usados na segunda fase do tratamento para alinhar a dentição. Recentes inovações na tecnologia de alinhadores transparentes substituíram a necessidade desses aparelhos funcionais em casos de retrognatia mandibular. Os alinhadores transparentes com uma caraterística de avanço mandibular podem agora ser usados para tratar discrepâncias esqueléticas de Classe II em pacientes em crescimento com retrognatismo mandibular. Depois de o padrão esquelético ter sido corrigido, podem ser utilizados alinhadores sem a caraterística de avanço mandibular para completar o tratamento. Nos padrões esqueléticos de Classe III com retrusão maxilar, a modificação do crescimento deve ser tentada com expansão rápida da maxila e terapia com máscara facial de protracção. Depois de o padrão esquelético ter sido corrigido, podem ser utilizados alinhadores transparentes na segunda fase do tratamento para alinhar a dentição. Em pacientes não crescidos com uma discrepância esquelética ligeira, pode tentar-se a camuflagem dentária através do uso de elásticos ou da extração de pré-molares. Os casos de extração de pré-molares são casos avançados com

Os alinhadores transparentes podem exigir um clínico mais experiente. Em pacientes não crescidos com uma discrepância esquelética grave que está para além do domínio da camuflagem dentária, será necessária cirurgia ortognática para correção do problema esquelético subjacente.

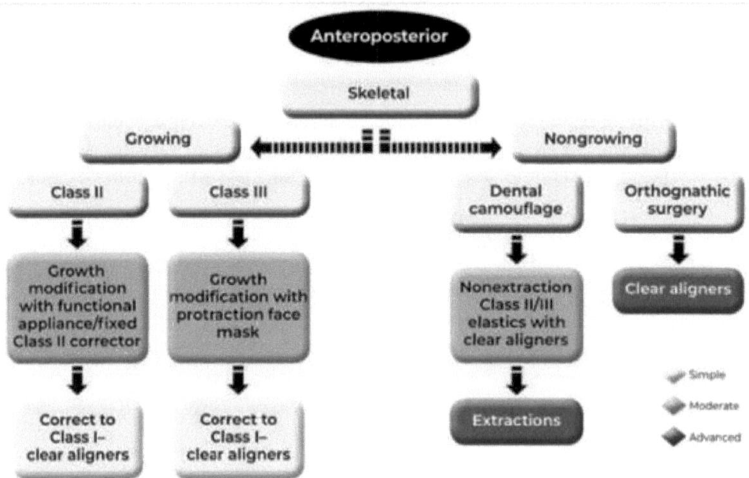

Fig. 19 Técnicas para o tratamento de discrepâncias esqueléticas AP e os respectivos graus de dificuldade.

CAPÍTULO 6

INDICAÇÕES DOS ALINHADORES TRANSPARENTES

A vasta gama de más oclusões que podem ser tratadas de forma previsível com alinhadores transparentes. Em determinadas más oclusões, o tratamento com alinhadores transparentes pode ser completado de forma mais eficiente e previsível e com um melhor controlo vertical do que com aparelhos fixos edgewise. No entanto, tal como acontece com qualquer aparelho ortodôntico, o grau de dificuldade do tratamento aumenta com a gravidade da má oclusão[4] . Uma compreensão adequada da biomecânica da técnica dos alinhadores transparentes, juntamente com a capacidade de planeamento digital do tratamento e protocolos de tratamento adequados, conduzirá a um tratamento bem sucedido com alinhadores transparentes[4] .

As indicações dos alinhadores transparentes são:

- Espaçamento de classe I com apinhamento ligeiro/moderado e boa oclusão vestibular existente.
- Meia-cúspide Classe II com apinhamento ligeiro.
- Classe III com casos mínimos de sobremordida/sobrejacto sem extração.
- Mordida profunda.
- Mordida aberta anterior.
- Extração do incisivo inferior.
- Extracções de pré-molares com apinhamento ligeiro.
- Cirurgia ortognática.

CAPÍTULO 7

PROTOCOLOS DE TRATAMENTO

Critérios de seleção :

1. Dentes permanentes totalmente erupcionados.
2. O crescimento tem um efeito mínimo ou nulo no tratamento (ou seja, adolescentes tardios e adultos). Espaçamento ligeiro (1-3 mm), espaçamento moderado (4-6 mm)
3. Apinhamento ligeiro (1-3 mm), apinhamento moderado (4-6 mm)
4. Arcos estreitos de origem dentária (4-6 mm)
5. Casos tratados com recidiva Movimentos ortodônticos que podem ser produzidos eficazmente .
6. Movimento dentário após redução interproximal.
7. Queimadura.
8. Distalização.
9. Encerramento do espaço após a extração de um incisivo inferior[12] .

Certas más oclusões são mais difíceis de tratar. Encolhimento e espaçamento superior a 5 mm, relação cêntrica e discrepâncias de oclusão cêntrica, dentes severamente rodados (mais de 20 graus), mordidas abertas (anterior e posterior), extrusão de dentes, dentes severamente inclinados (mais de 45 graus), dentes com coroas clínicas curtas, arcadas com múltiplos dentes em falta e encerramento de espaços de extração de bicúspides[7] .

Consideração dos factores:

1. A cooperação do paciente é um fator crítico para alcançar o sucesso com o tratamento Invisalign. Os alinhadores devem ser usados pelo menos 20 horas por dia, sete dias por semana.
2. O sucesso do tratamento com alinhadores transparentes requer uma experiência clínica considerável com outros métodos ortodônticos, uma implementação adequada do diagnóstico e do planeamento do tratamento e um conhecimento profundo da biomecânica.
3. De qualquer forma, se os dentes se inclinarem mais de 5° em relação ao eixo vertical durante o fechamento do espaço, provavelmente serão necessários aparelhos fixos para verticalizá-los.
4. Se a inclinação exceder 10°, o clínico deve incorporar um segmento de aparelho fixo para verticalizar os dentes inclinados ou converter para aparelhos fixos completos para terminar o tratamento.
5. Recentemente, Nelson, descreveu várias vantagens do software alinhador que foram resumidas numa reunião. "A configuração pode ser utilizada para diagnóstico e planeamento do tratamento - avaliar a necessidade de DPI, expansão, extração, distalização ou proclinação", bem como:

i. Verificar se o técnico efectuou as modificações,
ii. Um dispositivo de consulta para mostrar os limites do tratamento ao doente,
iii. Verificar se o alinhador está a ser seguido,
iv. Avaliação da ancoragem com a sobreposição ou ferramentas de simulação cirúrgica e estadiamento, e
v. Abordar a principal preocupação do paciente (o alinhamento dos dentes anteriores) no início da série e aplicar movimentos simultâneos para reduzir o número total de alinhadores".[12]

Vantagens:

1. Ao contrário dos aparelhos tradicionais, as moldeiras podem ser removidas para escovar os dentes, usar o fio dental e comer.
2. As moldeiras são transparentes, estéticas e confortáveis - sem brackets metálicos ou fios que causem irritação na boca.
3. Melhor higiene oral do que o aparelho fixo. Os dentes podem ser branqueados com o aparelho no início e durante o tratamento
4. Compromissos mais curtos.
5. Diminuição do tempo do médico e do auxiliar.
6. Diminuição da reação alérgica.
7. Retenção facilitada.
8. Diminuição da abrasão oclusal devido a hábitos parafuncionais durante o tratamento.
9. A desarticulação dos dentes pode ser vantajosa para pacientes com problemas de ATM. Tecnicamente muito mais fácil do que os aparelhos linguais.
10. Capacidade de apresentar um caso a um doente com o resultado final antes do tratamento[7] .

Limitações:

1. A principal delas é a adesão. Uma vez que os alinhadores são amovíveis, o ortodontista tem de contar com a motivação e a fiabilidade do paciente para alcançar os resultados desejados.
2. Todos os dentes permanentes devem estar completamente erupcionados para o tratamento com este aparelho.
3. Atualmente, não existe a possibilidade de incorporar alterações ortopédicas basais com este sistema de aparelhos.
4. Devido ao facto de a anatomia da superfície dos dentes não poder ser alterada durante o tratamento, uma vez que irá afetar o ajuste dos alinhadores, devem ser realizados trabalhos de restauração importantes para o início do tratamento.
5. Falta de controlo do operador.
6. Incapacidade de integrar os tecidos duros e moles da cabeça no tratamento informático. Assim, o clínico não tem indicação direta da localização dos dentes em relação ao osso basal ou em relação aos lábios ou outros tecidos moles da cabeça[17] .

CAPÍTULO 8

PROCESSO DE TERAPIA DE ALINHAMENTO

Técnicas de impressão e digitalização

O sucesso do tratamento começa com uma impressão de polivinil siloxano (PVS) de alta qualidade. Inicialmente, a Align Technology utilizava um processo designado por digitalização destrutiva para produzir a imagem digital tridimensional (3D) dos dentes do paciente. Este processo envolvia o vazamento das impressões com gesso para produzir um modelo 3D convencional. Esses modelos foram depois "digitalizados" utilizando uma técnica destrutiva em que o modelo foi fotografado a partir da vista oclusal, ligeiramente fresado, fotografado novamente, fresado mais um pouco, fotografado novamente, etc. Quando este processo estava concluído, o software informático utilizava então a série de fotografias digitais para remontar as camadas e recriar o modelo virtualmente através do empilhamento das imagens.

O método de digitalização destrutiva tinha a vantagem de um técnico de laboratório poder corrigir pequenas imperfeições na impressão, reparando o modelo antes da digitalização. A desvantagem era o facto de ser dispendioso e demorado e de produzir grandes quantidades de pó de gesso. A Align Technology já não utiliza a técnica de digitalização destrutiva, mas converte a impressão diretamente num modelo virtual 3D através de uma tomografia computorizada (TC) industrial de alta resolução[13] .

Técnica

O método mais fácil, mas com maior probabilidade de resultar em moldagens defeituosas, envolve uma moldagem numa só etapa, utilizando um material PVS de "corpo médio" adequado nas moldeiras próprias. Muitos ortodontistas preferem este método devido ao potencial de redução do tempo de cadeira e das despesas. O problema com esta técnica de um passo é que existe uma maior probabilidade de falhar a anatomia crítica de um ou mais dentes, especialmente as áreas distais dos segundos molares, que são necessárias para o ajuste correto dos alinhadores.

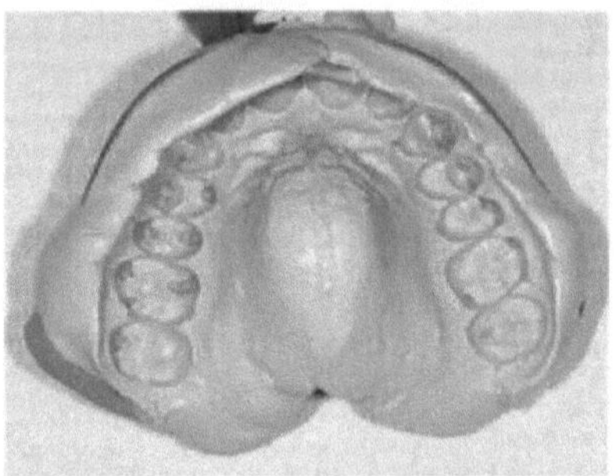

Fig 20 Técnica de massa de vidraceiro final

O passo seguinte envolve a impressão final, quando o doente regressa ao consultório para as impressões finais do PVS, que são efectuadas colocando uma quantidade mínima de um produto de limpeza ligeiro de presa rápida
dentro da impressão PVS.

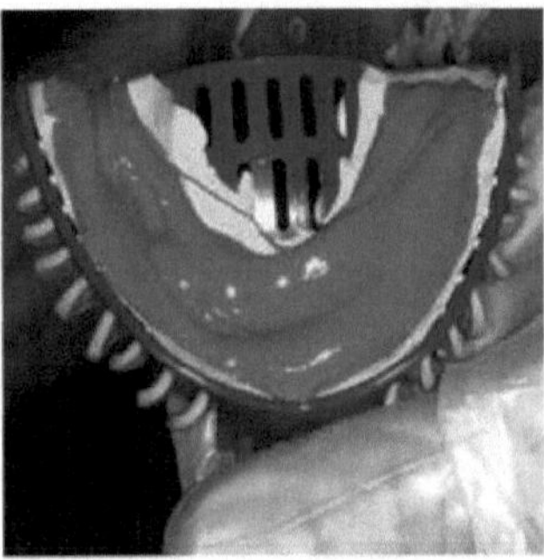
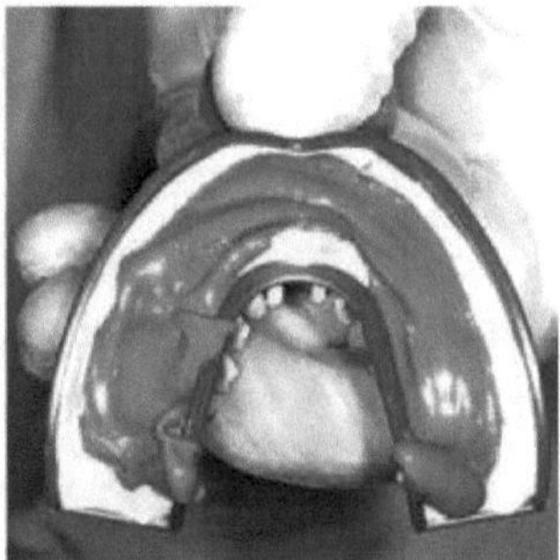

Fig 21 Custom trays with light body wash ready for final impression.

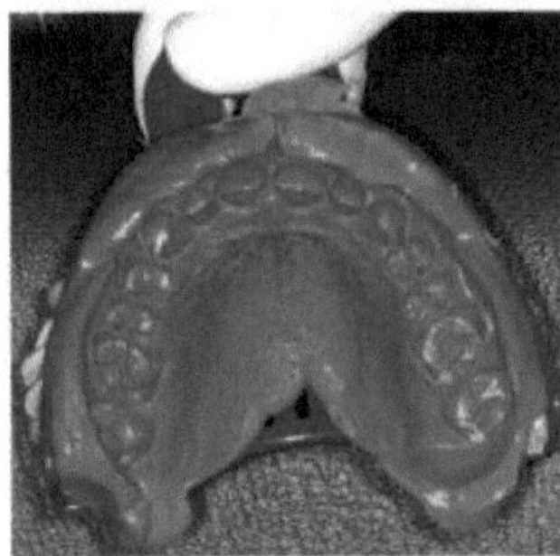
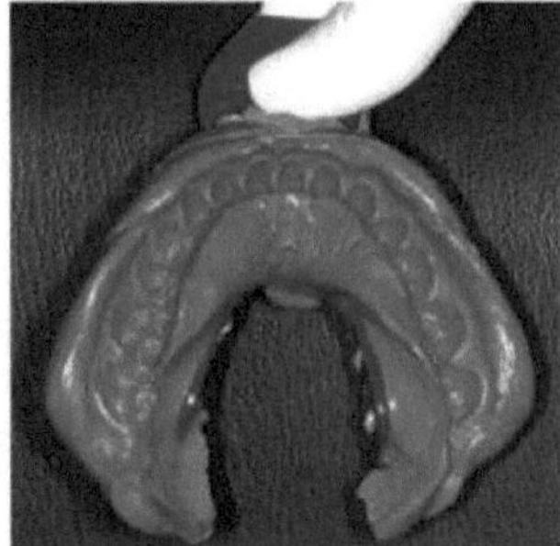

Fig 22 Completed final impressions.

Fig 21 Moldeiras personalizadas com lavagem ligeira do corpo, prontas para a impressão final.
Fig. 22 Impressões finais concluídas.

Uma vez feitas as impressões, o paciente recebe os alinhadores de treino e, se estiver interessado em branquear os dentes, os alinhadores de treino podem ser utilizados enquanto se aguarda a chegada dos alinhadores[16].

Resolução de problemas com impressões

O ajuste do alinhador é apenas tão bom quanto a qualidade das impressões. A falha mais comum nas moldagens é não capturar detalhes suficientes da distal dos segundos molares. Sem a superfície distal dos molares terminais, a retenção do aparelho fica comprometida, pois ele simplesmente flutua na superfície dos molares distais e, quando certas forças são aplicadas nos dentes anteriores, o aparelho é facilmente deslocado. Estes erros podem ser evitados com a utilização de uma das técnicas de moldagem em duas etapas.

Um erro comum são as múltiplas áreas de "arrastamento" perto da margem gengival. Estes são vazios triangulares causados pelo assentamento demasiado rápido da moldeira com o material de impressão na boca, não dando tempo suficiente para o material fluir à volta das margens gengivais. Este é um erro crítico porque não há maneira de ter os aparelhos corretamente aparados para conforto e eficácia se as margens gengivais não puderem ser identificadas. Isto pode ser evitado assentando a moldeira de impressão mais lentamente.

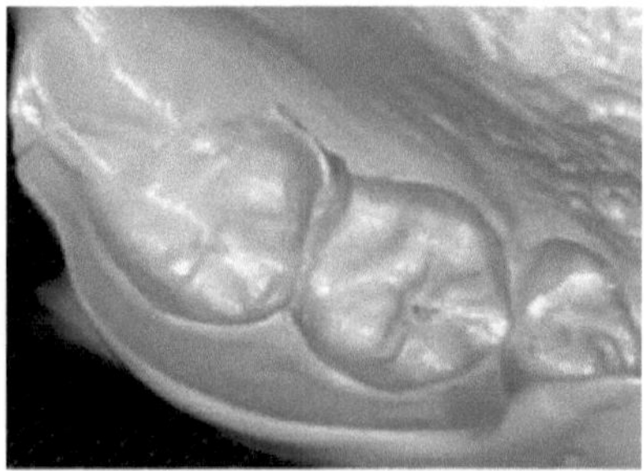

Fig 23 Defeitos de arrastamento junto às margens gengivais

Um terceiro erro comum envolve bolhas de ar superficiais ou subsuperficiais imediatas na impressão. Estas são criadas quer pela captura de ar nas dobras do material durante o carregamento da moldeira, devido ao movimento da ponta da seringa para dentro e para fora do material, quer pelo assentamento demasiado rápido da moldeira na boca, prendendo o ar entre o dente e o material. Se a bolha de ar estiver imediatamente abaixo da superfície do material de moldagem, a moldagem pode parecer de boa qualidade, mas quando é digitalizada com a TAC, o material PVS pode não ter espessura suficiente para ser resolvido na imagem e o dente terá uma grande área de distorção no modelo virtual. Estes dois erros podem ser evitados através da utilização de uma técnica correta.

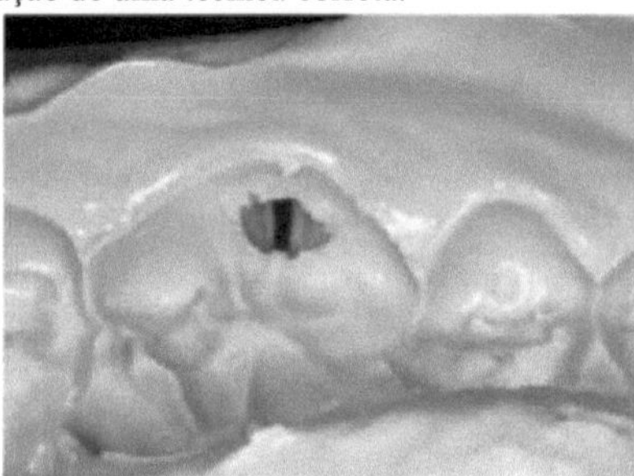

Fig 24 Bolhas de ar nas impressões.

O último erro comum é assentar a moldeira de impressão demasiado longe ou demasiado perto da superfície vestibular ou lingual do dente, de modo a que o material de impressão sangre para a moldeira e o material se torne demasiado fino para ser resolvido na imagem de TC.

Estes erros produzem um modelo virtual com os mesmos problemas que uma bolha de ar. Isto pode ser evitado utilizando a moldeira de tamanho correto e assentando-a corretamente na boca. É de salientar que as moldeiras fornecidas pela Align Technology são de plástico e são facilmente personalizadas para o paciente, aquecendo a moldeira e adaptando-a à forma da arcada de cada paciente[45] .

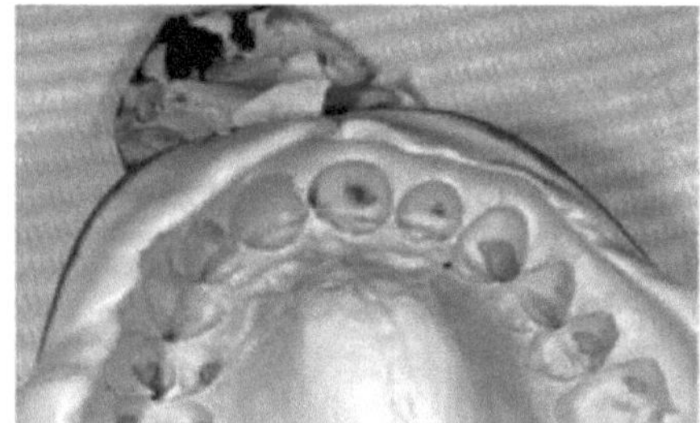

Fig. 25: O tabuleiro de impressão fica com uma margem de mancha.

Registos - apresentação

A impressão, o registo da mordida, as radiografias, as fotografias e o plano de tratamento são então enviados para o fabricante.

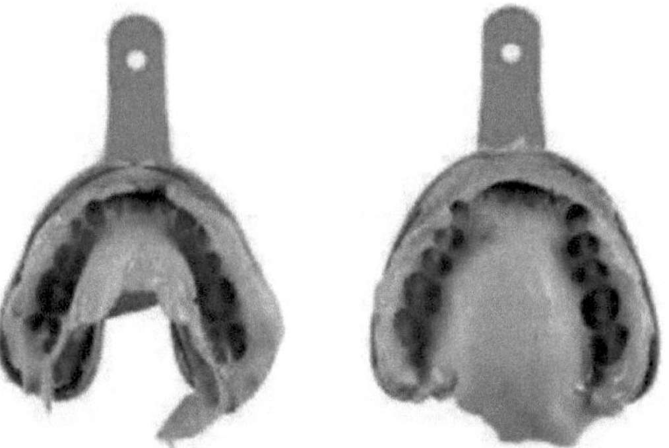

Fig 26 PVS impressões superiores e inferiores

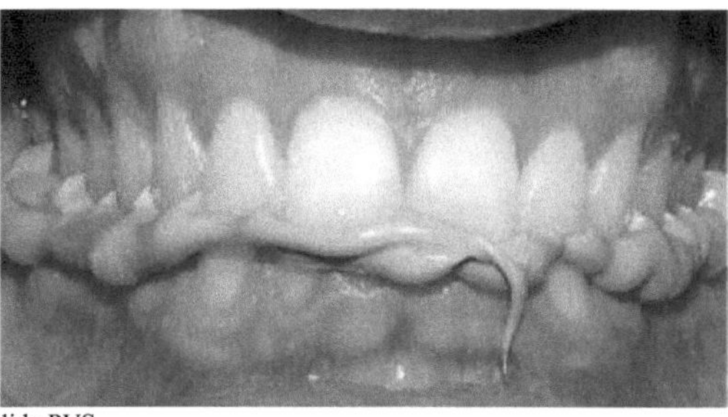

Fig 27 Registo da mordida PVS

Fotografias standard extra-orais e intra-orais:

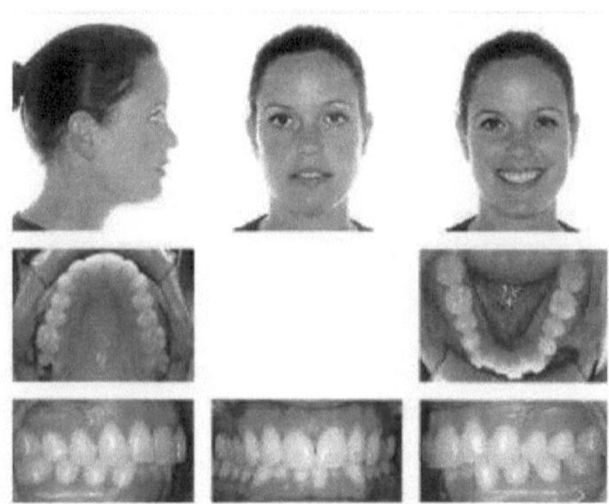

Radiografias:

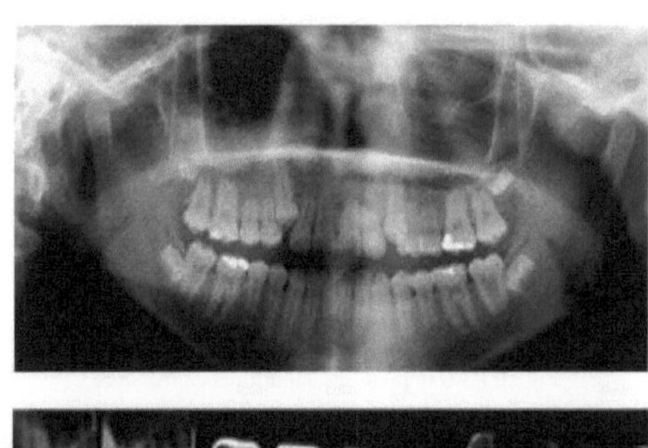

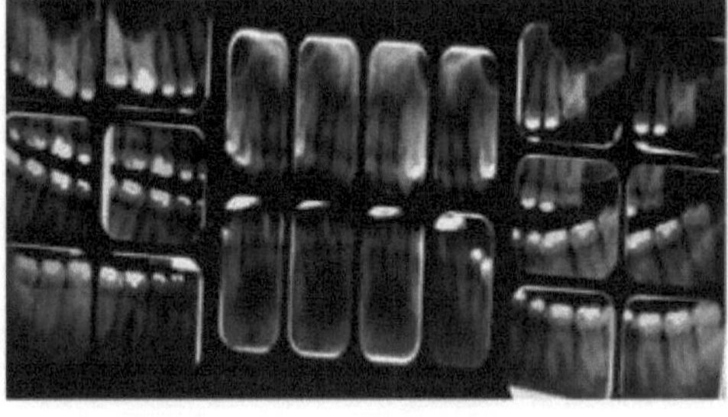

Os registos podem diferir de um fabricante para outro, bem como os seus requisitos e especificações.

A configuração virtual

Quando as impressões chegam ao gabinete de fabrico, são digitalizadas utilizando uma tomografia computorizada industrial para produzir um modelo virtual 3D. O técnico utiliza uma oclusão de melhor ajuste com base nas facetas de desgaste e nos contactos virtuais, juntamente com as fotografias intra-orais fornecidas no kit de apresentação, para articular os modelos. É importante compreender que o registo oclusal enviado com as impressões é utilizado para verificar a oclusão[22] .

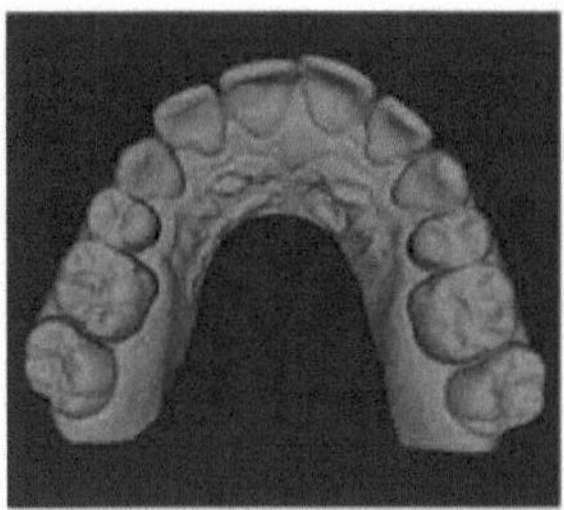

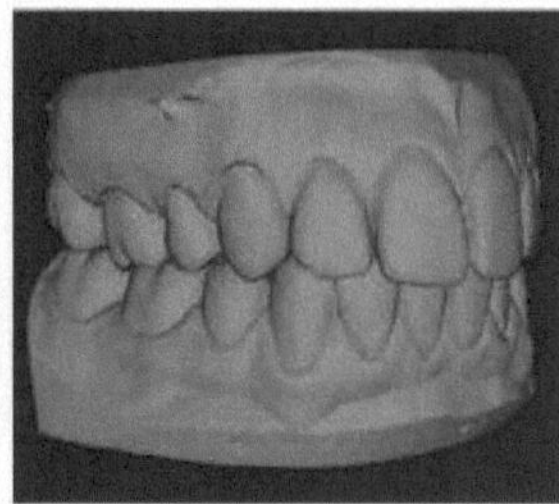

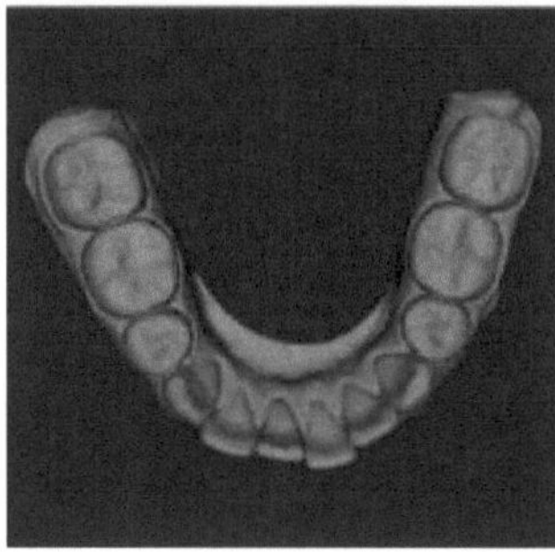

Fig. 28 A-C, Modelos virtuais tridimensionais gerados a partir de tomografia computorizada de impressões PVS.

Uma vez produzidos os modelos virtuais, estes são segmentados utilizando software de reconhecimento de limites para definir os dentes individuais. É importante recordar, para discussão futura, que a impressão geralmente não capta as superfícies interproximais dos dentes, pelo que o software tem de interpolar essa informação e estimar a localização das superfícies interproximais e das áreas de contacto. Uma vez que isso é feito, as "raízes" virtuais são colocadas[15] .

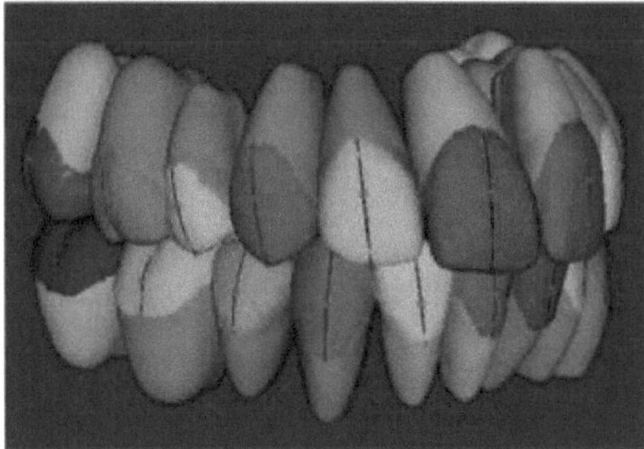

Fig 29 Segmentação de dentes.

Os técnicos recriam as margens gengivais virtuais utilizando software do tipo morphing para imitar as condições gengivais observadas nas fotografias clínicas.

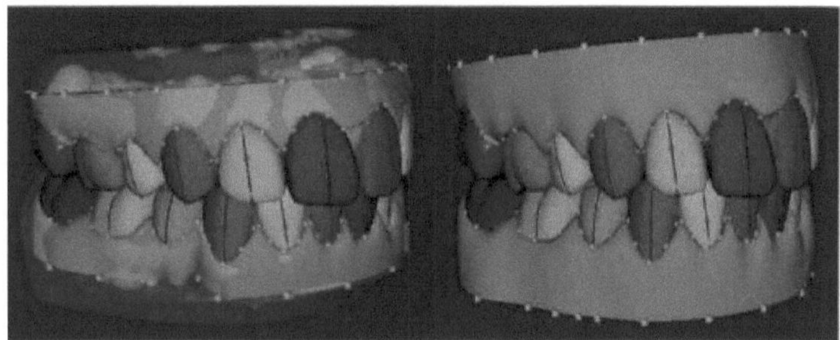

Fig. 30 a e b: contorno gengival.

O trabalho de preparação está terminado nesta altura e o modelo virtual é enviado eletronicamente para o gabinete ou escritório de fabrico, onde é utilizado o software para realizar a preparação virtual e a preparação. Trata-se de um sofisticado programa gráfico 3D que permite ao operador um grande controlo da posição e da velocidade de movimentação dos dentes. Não é o software que o ortodontista utiliza para visualizar o modelo virtual.

Uma vez concluída a configuração virtual e aprovada pelo ortodontista, é fabricada uma série de modelos de plástico utilizando estereolitografia, sobre os quais os alinhadores são depois fabricados através de um processo de termoformação[15] .

Fabrico digital direto

Devido ao tempo e aos custos da produção de moldes PVS, do seu envio para o fabricante, da sua digitalização após a receção e do subsequente processamento dos dados da imagem num formato utilizável, é importante encontrar um método de conversão digital direta da dentição numa imagem 3D utilizável. Atualmente, existem duas tecnologias promissoras: a TC de feixe cónico (CBCT) e os scanners intra-orais de luz. Ambas as tecnologias têm o potencial de produzir uma imagem de qualidade suficientemente alta para que o ortodontista possa capturar a imagem diretamente em seu consultório e, em seguida, transmitir eletronicamente essa imagem ao fabricante para que os aparelhos sejam feitos[15] . A vantagem da captura digital direta da dentição seria

1. A eliminação da necessidade de impressões PVS e do seu potencial inerente de erros clínicos

---

2. Reduzir o tempo necessário para produzir aparelhos, uma vez que a imagem seria transmitida instantaneamente aos fabricantes através da Internet. Ambas as abordagens apresentam ainda vários desafios. No entanto, foram feitos protótipos de aparelhos utilizando ambas as técnicas e é provável que uma ou ambas as abordagens ao fabrico digital direto estejam disponíveis no futuro[15] .

Software

No centro da capacidade dos alinhadores serem utilizados eficazmente para a correção ortodôntica estão os programas de software concebidos para reorganizar os dentes nos modelos digitais de forma a permitir que os dentes sejam corrigidos esteticamente. O software é manipulado por um técnico ou médico para conceber um plano de tratamento de acordo com a sua prescrição. Os parâmetros e a velocidade dos movimentos dentários são calculados exclusivamente para cada dente, consoante a forma da coroa, o tamanho da raiz e a posição na arcada.

Diferentes alinhadores patentearam diferentes softwares, como o Invisalign utiliza o

ClinCheck, o alinhador Nuvola utiliza o software NUVOLA CAD 3D, o SureSmile tem o software denominado Orasacanner 2[20] . O visualizador 3D AirCheck é utilizado pelo alinhador AIRNIVOL, o 3M™ Clarity™ aplica as ferramentas de análise e planeamento do tratamento no portal de cuidados orais 3M™ . O processo digital Don desenvolvido para o alinhador Inman é também utilizado pelos sistemas Intelligent Alignment para os alinhadores Clear smile e os aparelhos Clear smile.

Posição inicialAntes e depois

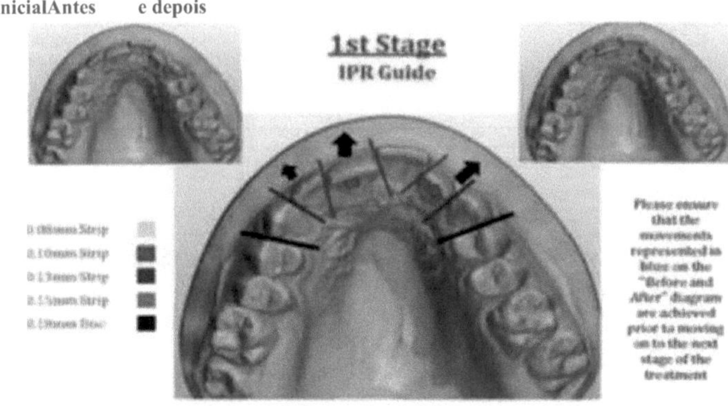

Fig 31 Software do alinhador Inman

Agora, o ClinCheck será analisado em pormenor para explicar como funciona o software para a terapia com alinhadores[20] .

ClinCheck

O software utilizado pelo ortodontista no consultório chama-se ClinCheck (ver Fig. 32). O ClinCheck permite ao ortodontista visualizar o tratamento em todos os aspectos, bem como sobrepor uma fase do tratamento a outra para visualizar os movimentos individuais dos dentes, de modo a avaliar a probabilidade de
de realizar o movimento desejado que seja biologicamente viável (Fig. 32).

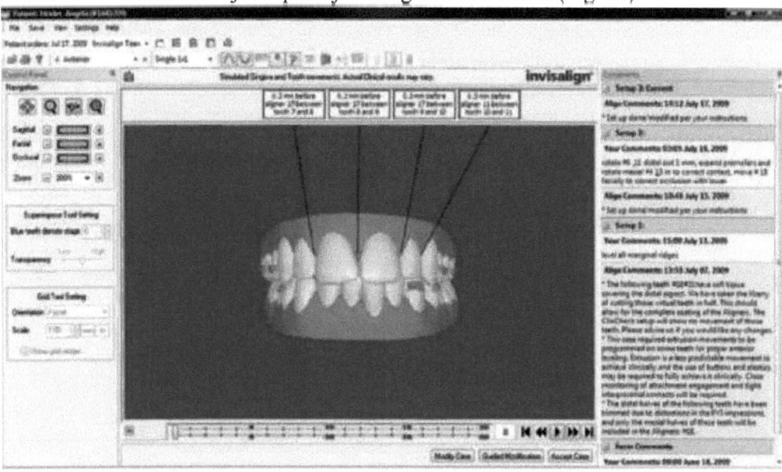

Fig 32 Interface do utilizador do ClinCheck

A maior vantagem do ClinCheck é a sua utilidade como ferramenta de diagnóstico terapêutico. É possível prescrever um determinado plano de tratamento, tal como uma abordagem sem extração com alguma expansão e proclinação se houver apinhamento. O resultado pode ser visualizado e comparado com o tratamento utilizando extracções ou redução interproximal. Embora os resultados do tratamento não possam ser sobrepostos uns aos outros, cada um deles pode ser sobreposto ao modelo virtual pré-tratamento para avaliação.

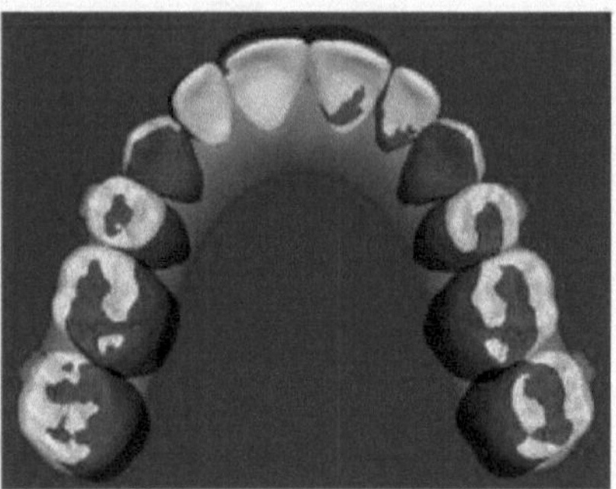

Fig 33 Ferramenta de sobreposição que mostra a inicial a azul e a final a branco.

A ferramenta de sobreposição é apenas uma das muitas ferramentas disponíveis ao ortodontista para a avaliação dos potenciais resultados do tratamento que serão discutidos. O primeiro grupo de ferramentas são as ferramentas de manipulação do modelo virtual, localizadas no canto superior esquerdo da tela (Figura 33).

Existem várias maneiras de manipular o modelo virtual. A primeira é simplesmente clicar com o botão esquerdo do rato no modelo e manipular a vista. Algumas pessoas têm alguma dificuldade em controlar os movimentos utilizando este método. O método seguinte é o das vistas definidas (Fig. 34).

As vistas definidas permitem clicar num ângulo de visualização predefinido do modelador e prosseguir através de uma sequência de vistas (Figura 35) para permitir um exame minucioso da oclusão e do alinhamento finais. A próxima ferramenta disponível é a galeria de vistas, que permite ao ortodontista visualizar um único modelo, duas arcadas simultaneamente em orientações separadas, ou uma colagem de seis vistas separadas.

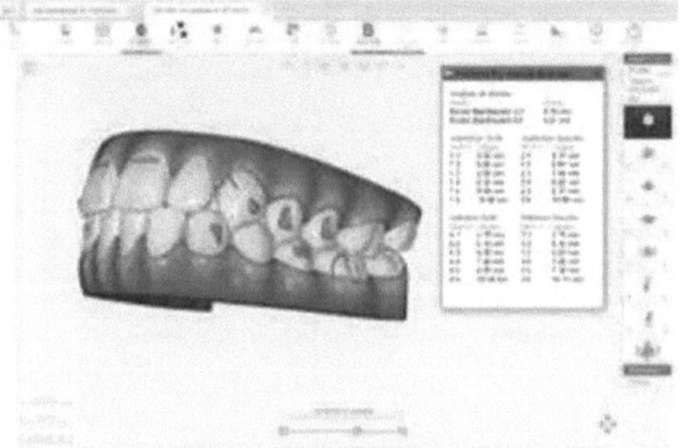

Fig. 34

Existe um grupo de três rodas que permitem ao utilizador um outro método de rotação do modelo em qualquer plano do espaço. Imediatamente abaixo das rodas de navegação encontra-se outra ferramenta de zoom que permite ao utilizador aumentar ou diminuir gradualmente o tamanho do modelo ou simplesmente digitar a quantidade de ampliação desejada (Figura 35).

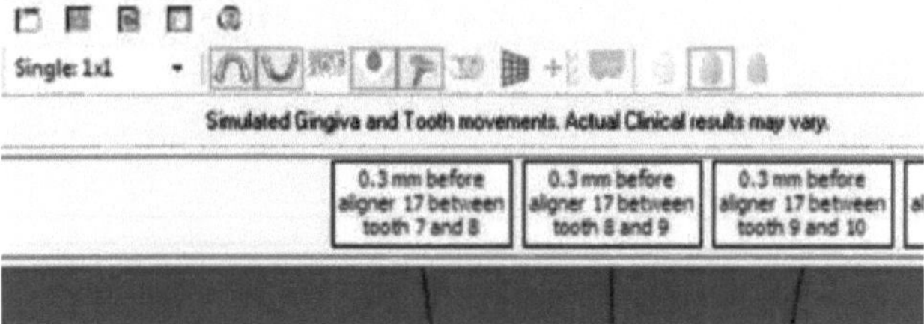

Fig 35 Botões de ilustração

Estes botões permitem ao utilizador mostrar ou ocultar no ecrã o modelo superior ou inferior, os números dos dentes, os attachments, as recomendações de redução interproximal, a sobreposição, a ferramenta de grelha, as fases de sobrecorrecção, a posição final projectada para dentes parcialmente erupcionados e a apresentação da cor do dente. Estes botões funcionam de forma ligada e desligada, bastando clicar com o rato no botão pretendido. Deve-se notar que a configuração padrão é que a prescrição IPR, os anexos e os comentários sejam ativados inicialmente, e que a numeração dos dentes, a sobreposição e a ferramenta de grade sejam desativadas inicialmente. Um exemplo da ferramenta de grade é mostrado na Fig. 36. Note que o widget no canto superior esquerdo permite a manipulação da orientação da grelha. A escala da grelha pode ser alterada conforme necessário e as rodas de navegação podem manipular a posição geral do modelo e da grelha em conjunto. Esta é uma óptima ferramenta para avaliar a simetria, a forma da arcada, o espaçamento para implantes ou facetas, a quantidade real de expansão ou intrusão, etc. No canto inferior esquerdo existe um menu pendente de ferramentas para ajustar as caraterísticas da grelha.

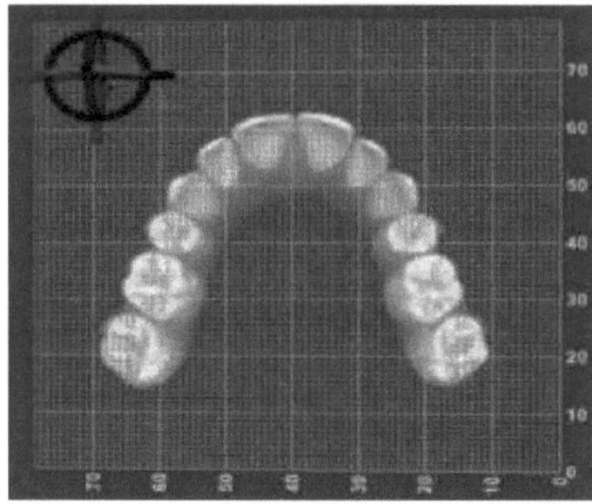

Fig. 36 Ferramenta de grelha sobreposta à oclusal para verificar a simetria.

Na parte superior central do ecrã estão as recomendações de redução interproximal (IPR). A visualização predefinida é que as recomendações IPR sejam activadas para que, se forem necessárias, apareçam automaticamente, a menos que o utilizador as desactive. No lado direito do ecrã encontra-se a secção de comentários. Os comentários são apresentados em duas cores: uma designa os comentários introduzidos pelo ortodontista e a outra designa os comentários introduzidos pelo técnico do TREAT. Os comentários são apresentados por defeito, embora o ortodontista possa clicar no ícone da tachinha e indicar o local onde o IPR deve ser efectuado (Fig. 37).

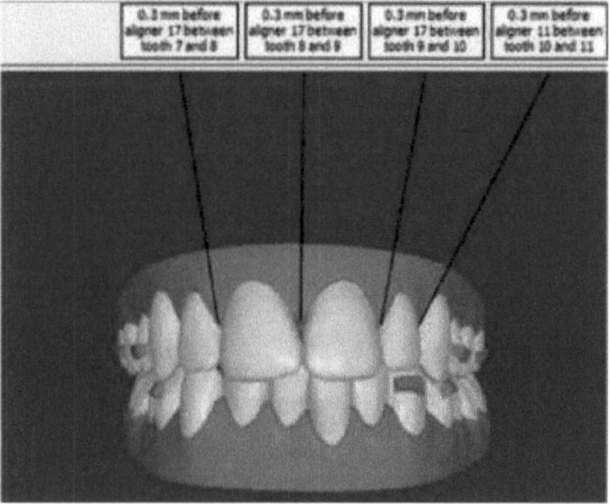

Fig. 37 Recomendações do DPI.

Na parte superior da barra, à direita, para visualizar a configuração virtual num modo maior e ocultar os comentários. O facto de os comentários serem visualizados ao mesmo tempo que o modelo virtual é muito útil para melhorar a comunicação entre o ortodontista e o técnico (Fig. 37).

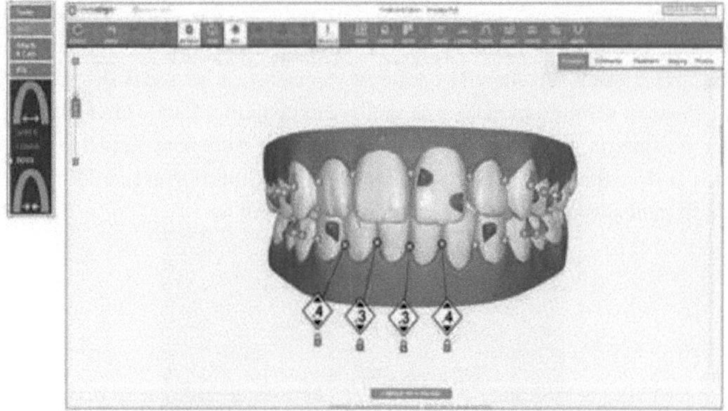

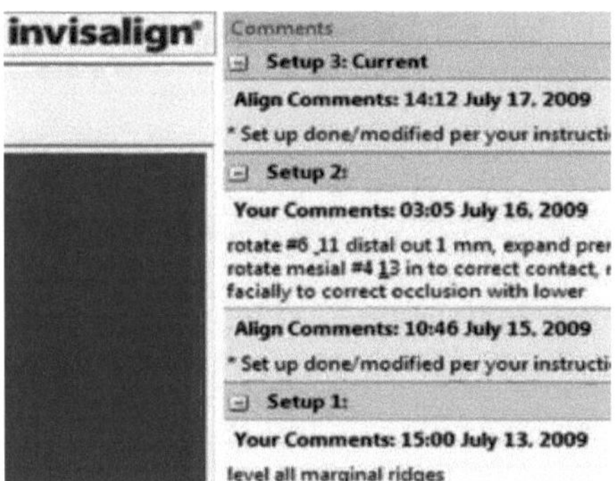

Fig 38 Secção de comentários

A última secção encontra-se no canto inferior direito do ecrã. Este é o separador que permite modificar ou aceitar a configuração. Ao modificar a configuração, primeiro são adicionados os comentários e depois estes são submetidos. Isto permite ao ortodontista adicionar comentários em diferentes sessões. (Fig. 39).

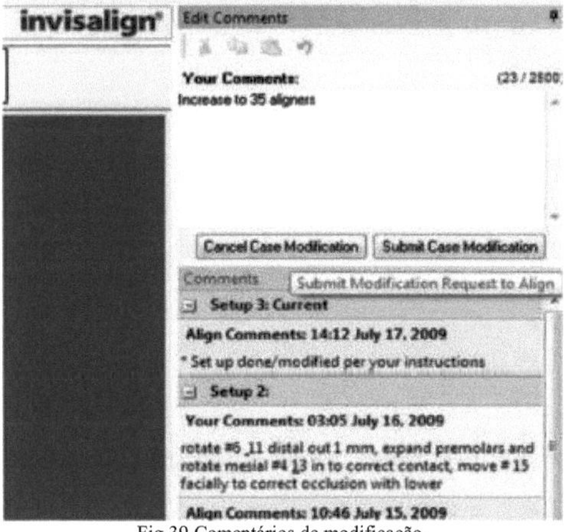

Fig 39 Comentários de modificação.

Outra opção é utilizar o sistema de modificação guiada, em que o software apresenta uma série de perguntas para solicitar medicamentos ao utilizador (Fig. 40).

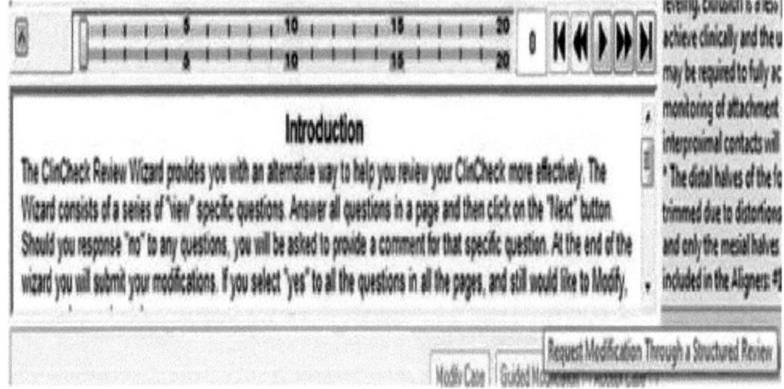

Fig. 40 Modificação guiada

Os comentários podem ser apresentados todos de uma só vez (Fig. 41).

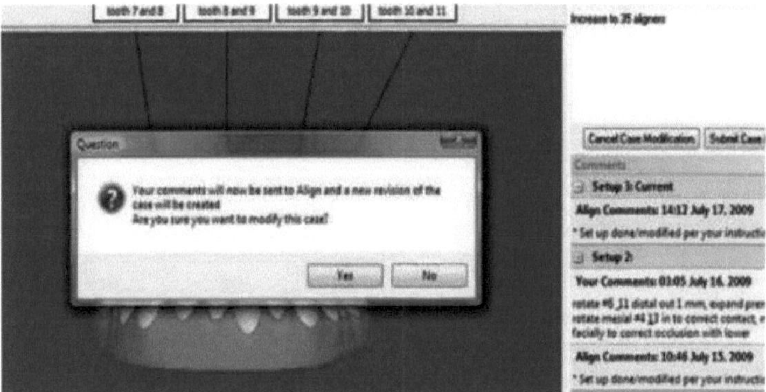

Fig. 41 observações apresentadas (nota: clicar no separador "sim" para modificar).

Ao aceitar a configuração, aparece um ecrã de confirmação destinado a evitar que se aceite uma configuração clicando por engano no botão errado (Fig. 42).

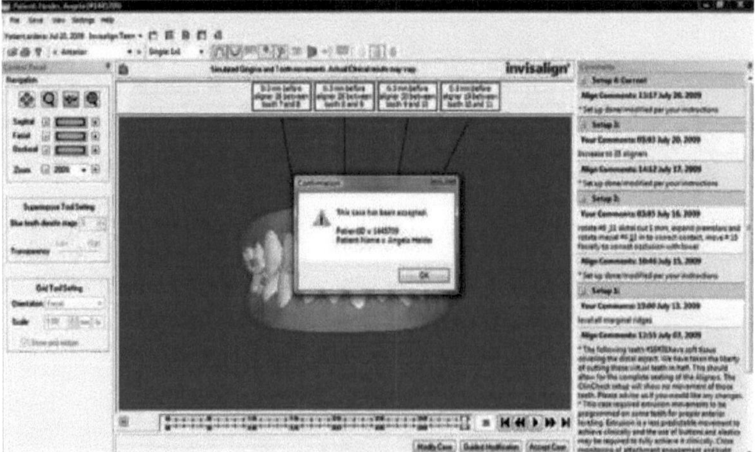

Fig 42 Verificação da aceitação do caso.

O ClinCheck é uma poderosa ferramenta de diagnóstico terapêutico. Permite ao ortodontista visualizar o tratamento em todos os seus aspectos, do princípio ao fim, e planear os problemas antes que estes ocorram. No entanto, o ClinCheck só é tão poderoso quanto o utilizador o fizer, pelo que quanto mais confortável e familiarizado estiver com a interface, maior será a probabilidade de o utilizar em todo o seu potencial.

Fabrico de aparelhos

Para cada paciente, o ortodontista envia ao fabricante um conjunto de moldes de polivinil siloxano, um registo de mordida de oclusão cêntrica, uma radiografia panorâmica, uma radiografia cefalométrica lateral e fotografias.

As impressões são vertidas em gesso dentário e depois colocadas num tabuleiro e revestidas com epóxi e uretano. A moldeira é colocada num scanner destrutivo; a lâmina rotativa do scanner faz várias passagens sobre os modelos revestidos a epóxi, removendo uma camada fina em cada passagem. Em seguida, um computador ligado ao scanner reúne as informações digitalizadas para criar um modelo 3-
renderização dimensional dos modelos[21] .

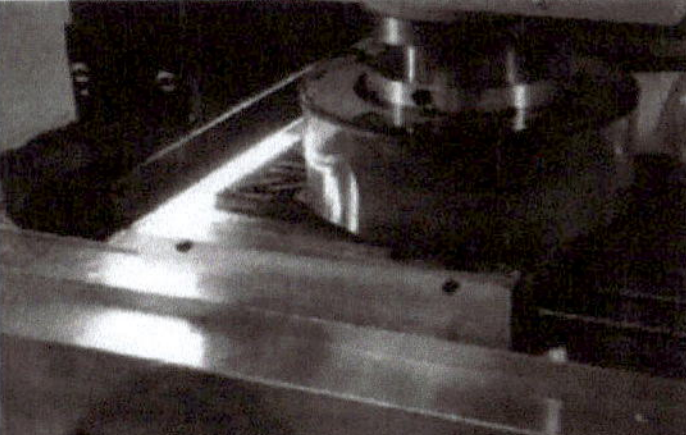

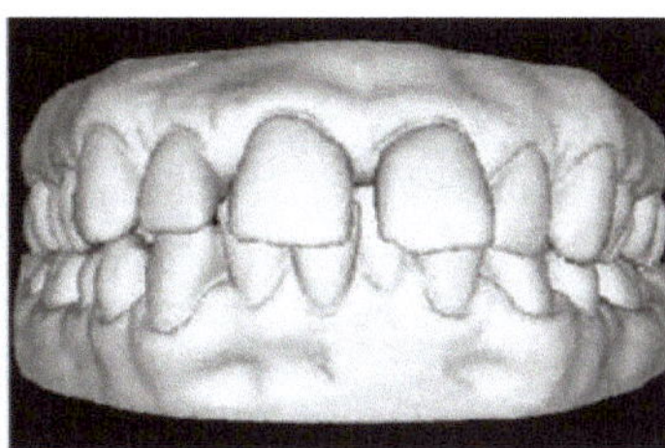

Fig. 43 a, scanner destrutivo, e b, modelo informático gerado em 3D.

Depois de estabelecida a mordida, o técnico de ortodontia virtual (VOT) utiliza um software para "cortar" os modelos virtuais e separar os dentes, permitindo a sua deslocação individual. Uma gengiva virtual é colocada ao longo da linha gengival da coroa clínica para servir de margem para o fabrico dos alinhadores.

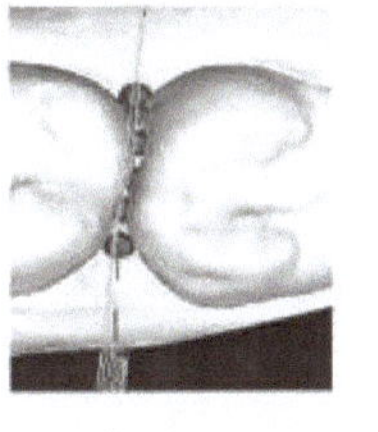

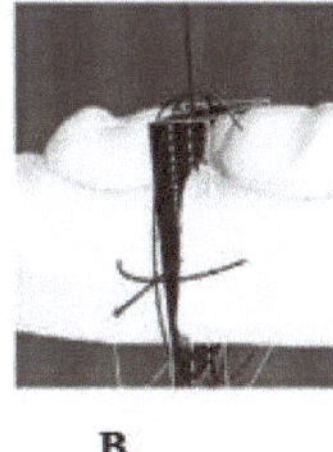

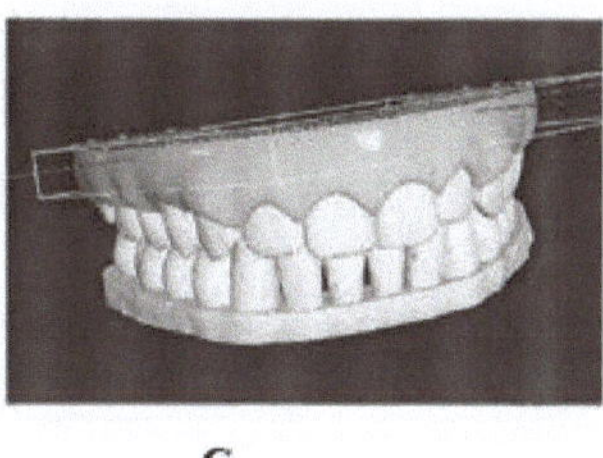

A B C

Fig 44 A e B: Cortadores separam os dentes e C: colocação da gengiva virtual. A prescrição do ortodontista é seguida no posicionamento dos dentes e da mordida para um alinhamento correto, virtualmente no computador com o software da empresa.

Uma vez efectuada a configuração final, os movimentos dentários são encenados de modo a que não haja interferências oclusais e interproximais e que a velocidade dos movimentos esteja dentro dos critérios estabelecidos pela empresa. O número de etapas necessárias depende da quantidade e complexidade do movimento. O VOT pode agora enviar os dados para o ortodontista de referência para que este possa consultar o tratamento proposto no respetivo site.

Quando o ortodontista tiver aprovado o plano de tratamento, os alinhadores serão fabricados de modo a que os movimentos vistos no ecrã do computador possam ser transferidos clinicamente para o paciente. As imagens do computador são convertidas em modelos físicos através de um processo chamado estereolitografia. Estes modelos são depois utilizados para fabricar os alinhadores numa máquina de moldagem por pressão Biostar (Great Lakes Orthodontic Products, Tonawanda, NY)[21]

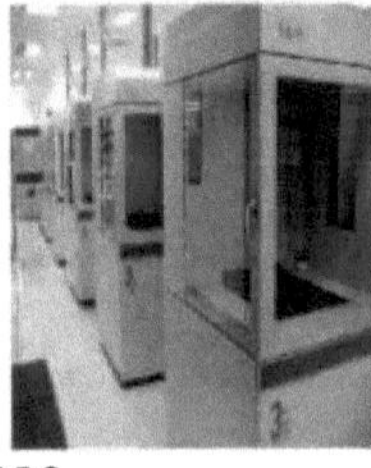
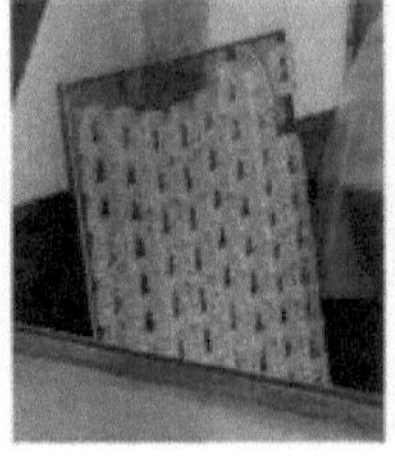
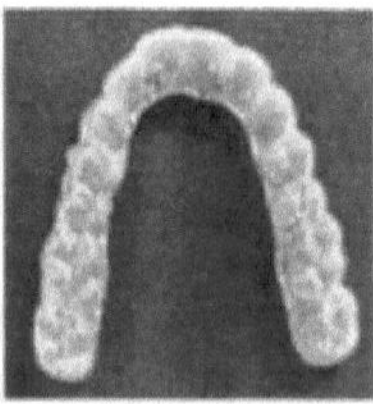

ABC

Fig. 45 A: Máquinas de estereolitografia, B: Modelos de estereolitografia e C: Alinhadores.

Os alinhadores são cortados e gravados a laser com as iniciais do paciente, o número do caso, o número do alinhador e a arcada (superior ou inferior). São depois desinfectados, embalados e enviados para o consultório do médico.

CAPÍTULO 9

PLANEAMENTO DO TRATAMENTO

Redução interproximal e tratamento com alinhador

No início do desenvolvimento da técnica Invisalign, havia a perceção de que a maioria dos pacientes tratados com alinhadores necessitavam de DPI. Isso porque a maioria dos Clin-Checks que eram devolvidos ao ortodontista tinham quantidades significativas de DPI recomendadas pelos técnicos de instalação da Tecnologia Align. Havia duas razões básicas para tais recomendações. A primeira razão era a superfície interproximal, que é impossível no mundo físico (Fig. 46)[30] .

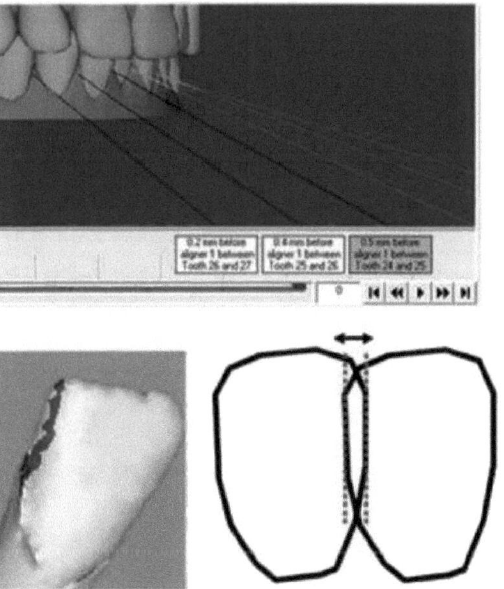

Fig 46 Recomendações de redução interproximal baseadas em colisões virtuais.

Para permitir que o movimento dentário pretendido ocorra, o técnico de preparação solicita que o ortodontista remova a quantidade de estrutura dentária que estava envolvida na colisão virtual. A tabela abaixo é a tabela de colisão a que o técnico do TREAT tem acesso no editor de preparação do software. Os números na parte superior representam dentes diferentes e o eixo vertical representa um número linear.

É possível observar que as colisões virtuais podem aumentar e diminuir ao longo do tratamento. Além disso, as colisões são medidas em centésimos de milímetro e depois arredondadas para décimos de milímetro, e a superfície interproximal do dente é interpolada matematicamente pelo software de reconhecimento de limites. O resultado é que estas recomendações são aproximações arredondadas de uma superfície estimada, pelo que existe algum erro inerente incorporado na recomendação (Fig. 47).

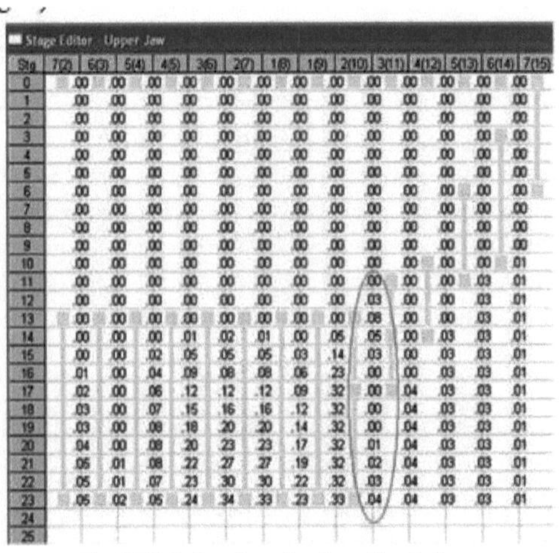

Stage Editor - Upper Jaw

Stg	7(2)	6(3)	5(4)	4(5)	3(6)	2(7)	1(8)	1(9)	2(10)	3(11)	4(12)	5(13)	6(14)	7(15)
0	.00	.00	.00	.00	.00	.00	.00	.00	.00	.00	.00	.00	.00	
1	.00	.00	.00	.00	.00	.00	.00	.00	.00	.00	.00	.00	.00	
2	.00	.00	.00	.00	.00	.00	.00	.00	.00	.00	.00	.00	.00	
3	.00	.00	.00	.00	.00	.00	.00	.00	.00	.00	.00	.00	.00	
4	.00	.00	.00	.00	.00	.00	.00	.00	.00	.00	.00	.00	.00	
5	.00	.00	.00	.00	.00	.00	.00	.00	.00	.00	.00	.00	.00	
6	.00	.00	.00	.00	.00	.00	.00	.00	.00	.00	.00	.00	.00	
7	.00	.00	.00	.00	.00	.00	.00	.00	.00	.00	.00	.00	.00	
8	.00	.00	.00	.00	.00	.00	.00	.00	.00	.00	.00	.00	.00	
9	.00	.00	.00	.00	.00	.00	.00	.00	.00	.00	.00	.00	.00	
10	.00	.00	.00	.00	.00	.00	.00	.00	.00	.00	.00	.00	.01	
11	.00	.00	.00	.00	.00	.00	.00	.00	.00	.00	.00	.03	.01	
12	.00	.00	.00	.00	.00	.00	.00	.00	.03	.00	.00	.03	.01	
13	.00	.00	.00	.00	.00	.00	.00	.00	.08	.00	.00	.03	.01	
14	.00	.00	.00	.01	.02	.01	.00	.06	.05	.00	.03	.03	.01	
15	.00	.00	.02	.05	.05	.05	.03	.14	.03	.00	.03	.03	.01	
16	.01	.00	.04	.09	.08	.08	.06	.23	.00	.00	.03	.03	.01	
17	.02	.00	.06	.12	.12	.12	.09	.32	.00	.04	.03	.03	.01	
18	.03	.00	.07	.15	.16	.16	.12	.32	.00	.04	.03	.03	.01	
19	.03	.00	.08	.18	.20	.20	.14	.32	.00	.04	.03	.03	.01	
20	.04	.00	.08	.20	.23	.23	.17	.32	.01	.04	.03	.03	.01	
21	.05	.01	.08	.22	.27	.27	.19	.32	.02	.04	.03	.03	.01	
22	.05	.01	.07	.23	.30	.30	.22	.32	.03	.04	.03	.03	.01	
23	.05	.02	.05	.24	.34	.33	.23	.33	.04	.04	.03	.03	.01	
24														
25														

Fig 47 Tabela de colisão virtual no editor de fases.

Para além disso, qualquer colisão inferior a 0,05 mm é considerada insignificante, na medida em que o alinhador pode, teoricamente, esticar tanto e não causar quaisquer problemas com o tratamento. O resultado é que se houver muitas colisões ditas insignificantes, o resultado pode não ser insignificante clinicamente porque a massa dentária será maior do que o espaço permitido pelo alinhador. Alguns dentes serão forçados a intruir para reduzir o comprimento da arcada; frequentemente é o molar terminal, mas pode ser qualquer dente em qualquer arcada (Fig. 48)[30] .

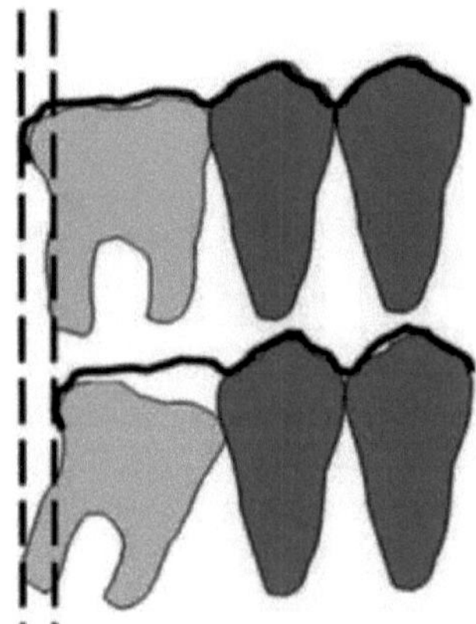

Fig 48 Discrepância entre o tamanho do alinhador e a massa dentária.

A compreensão deste processo permite ao ortodontista controlar melhor o tratamento. Isto torna-se muito importante porque o ortodontista tem três opções de DPI no formulário de prescrição do tratamento: *PRIMARIAMENTE*, *SE NECESSÁRIO*, e *NENHUM*. A opção *SE NECESSÁRIO* não significa necessariamente no melhor interesse do paciente, mas sim subjuga a responsabilidade de qualquer decisão em relação ao DPI ao técnico e, portanto, só deve ser selecionada se o ortodontista estiver preparado para dar instruções específicas sobre em que condições o DPI pode ser usado. Se o ortodontista não tiver a certeza se deve ou não utilizar o DPI, pode solicitar que não seja utilizado o DPI no formulário de prescrição. Para garantir que não haja colisões insignificantes, pode-se também solicitar SEM COLISÕES na preparação para imitar o tratamento realizado com aparelhos fixos. Também é importante entender que há uma probabilidade igual de espaçamento insignificante que pode resultar em espaços residuais quando o tratamento é concluído[30] .

Preparação

Um aspeto importante do controlo do movimento dos dentes com os alinhadores é a fase. O escalonamento é a sequência e a velocidade com que os dentes são movimentados com os alinhadores.

A figura 49 representa um diagrama clássico de preparação.

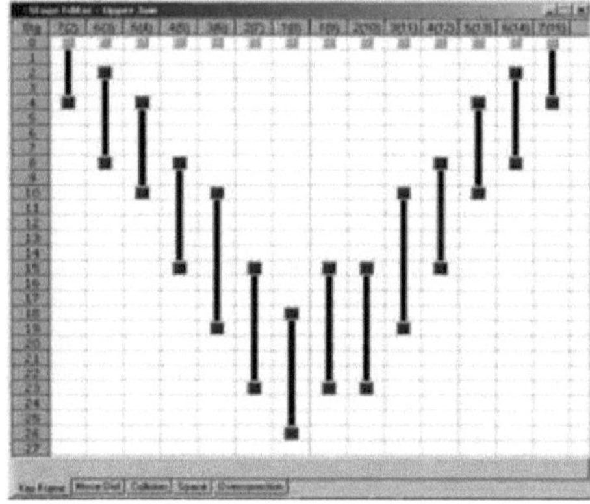

Tal como na tabela de colisão, os números na parte superior representam diferentes dentes e o eixo vertical representa um número linear. A diferença é que o diagrama de estadiamento está disponível para o ortodontista no ClinCheck. As barras pretas verticais no diagrama indicam o tempo e o ritmo do movimento dentário. Cada número de alinhador representa então uma fase. Notará que uma das falhas do diagrama de faseamento é o facto de não haver ilustração da velocidade de movimentação dentária. Por outras palavras, apenas informa o ortodontista se o dente está a ser movimentado.

O ortodontista deve então interpolar a taxa de movimento estimando a distância total e dividindo pelo número de alinhadores, assumindo que taxas iguais de movimento ocorrem ao longo de toda a distância percorrida. Além disso, não há como o ortodontista saber se o movimento representa movimento linear ou movimento rotacional. Sabe-se apenas que o dente está se movimentando. Os planos originais de escalonamento padrão envolviam movimentos segmentados dos dentes, como ilustrado na figura 50[31] .

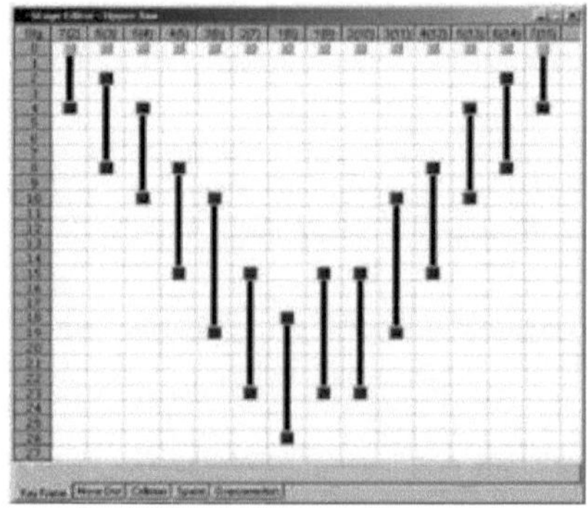

Fig. 50 Diagrama de preparação segmentado.

O processo de pensamento baseou-se na noção clássica de ancoragem, em que um grupo de dentes é mantido fixo enquanto um grupo mais pequeno de dentes é movimentado. Os movimentos difíceis eram muitas vezes deixados para o final do tratamento e resultavam no prolongamento do tempo de tratamento através da adição de várias fases adicionais.

A fim de reduzir o número excessivo de etapas adicionais, alguns movimentos difíceis foram acelerados para além de uma taxa razoável de movimento. Por vezes, tornou-se uma profecia auto-realizável que os movimentos difíceis não eram bem sucedidos com os alinhadores. Além disso, os dentes que supostamente deveriam ser mantidos no lugar como uma unidade de ancoragem moviam-se da mesma forma que as unidades de ancoragem se movem com aparelhos fixos.

Uma alternativa ao escalonamento segmentado que imita mais de perto o tratamento com aparelhos fixos é o escalonamento simultâneo. Sugerido pela primeira vez por Foy em 2004[6] (Michael Foy, comunicação pessoal, Invisalign Alpha Group meeting, 2004, Salt Lake City, UT, 2004) e depois refinado por este autor (Staging Strategies, Effectiveness and Efficiency with Invisalign Treatment, 2005 Invisalign Summit, Las Vegas, NV) e depois de vários anos o conceito de movimento simultâneo foi adotado pela Align Technology em 2007 (Fig. 49). A base para o movimento simultâneo é que todos os dentes dentro de cada arcada são movidos juntos desde o estágio inicial até o estágio final.

O dente que se move mais dita o número total de etapas com base na velocidade máxima permitida para o dente. Mover os outros dentes simultaneamente da primeira para a última etapa reduz a velocidade de todos os outros movimentos e aumenta a sua previsibilidade sem aumentar o número total de alinhadores.

Fig 51 Diagrama de preparação segmentada movimento linear.

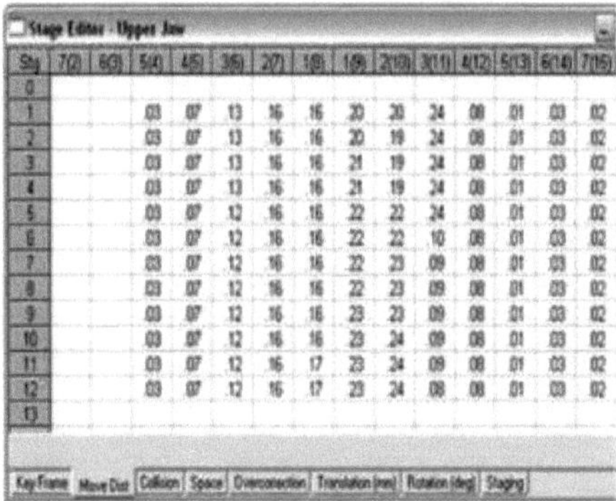

Stage Editor - Upper Jaw

Stg	7(2)	6(3)	5(4)	4(5)	3(6)	2(7)	1(8)	1(9)	2(10)	3(11)	4(12)	5(13)	6(14)	7(15)
0														
1			.03	.07	.13	.16	.16	.20	.20	.24	.08	.01	.03	.02
2			.03	.07	.13	.16	.16	.20	.19	.24	.08	.01	.03	.02
3			.03	.07	.13	.16	.16	.21	.19	.24	.08	.01	.03	.02
4			.03	.07	.13	.16	.16	.21	.19	.24	.08	.01	.03	.02
5			.03	.07	.12	.16	.16	.22	.22	.24	.08	.01	.03	.02
6			.03	.07	.12	.16	.16	.22	.22	.10	.08	.01	.03	.02
7			.03	.07	.12	.16	.16	.22	.23	.09	.08	.01	.03	.02
8			.03	.07	.12	.16	.16	.22	.23	.09	.08	.01	.03	.02
9			.03	.07	.12	.16	.16	.23	.23	.09	.08	.01	.03	.02
10			.03	.07	.12	.16	.16	.23	.24	.09	.08	.01	.03	.02
11			.03	.07	.12	.16	.17	.23	.24	.09	.08	.01	.03	.02
12			.03	.07	.12	.16	.17	.23	.24	.08	.08	.01	.03	.02
13														

Key Frame | Move Dist | Collision | Space | Overcorrection | Translation (mm) | Rotation (deg) | Staging

Fig 52 Movimento linear do diagrama de preparação simultânea.

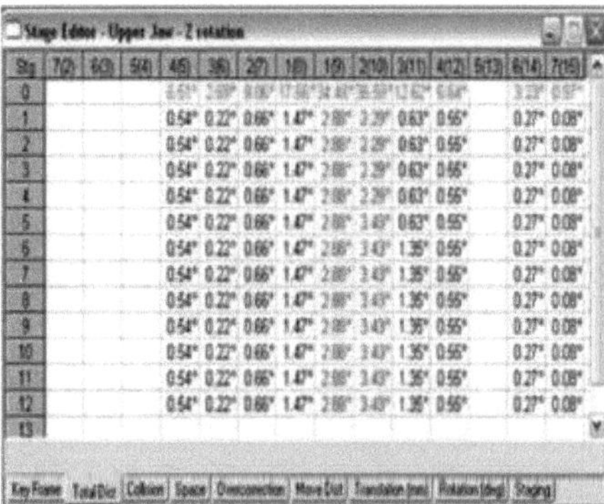

Stage Editor - Upper Jaw - Z rotation

Stg	7(2)	6(3)	5(4)	4(5)	3(6)	2(7)	1(8)	1(9)	2(10)	3(11)	4(12)	5(13)	6(14)	7(15)
0				[illegible]	[illegible]	[illegible]	[illegible]	[illegible]	[illegible]	[illegible]	[illegible]		[illegible]	[illegible]
1				0.54°	0.22°	0.66°	1.47°	2.88°	2.29°	0.63°	0.56°		0.27°	0.08°
2				0.54°	0.22°	0.66°	1.47°	2.88°	2.29°	0.63°	0.55°		0.27°	0.08°
3				0.54°	0.22°	0.66°	1.47°	2.88°	2.29°	0.63°	0.56°		0.27°	0.08°
4				0.54°	0.22°	0.66°	1.47°	2.88°	2.29°	0.63°	0.56°		0.27°	0.08°
5				0.54°	0.22°	0.66°	1.47°	2.88°	3.43°	0.63°	0.55°		0.27°	0.08°
6				0.54°	0.22°	0.66°	1.47°	2.88°	3.43°	1.35°	0.56°		0.27°	0.08°
7				0.54°	0.22°	0.66°	1.47°	2.88°	3.43°	1.35°	0.56°		0.27°	0.08°
8				0.54°	0.22°	0.66°	1.47°	2.88°	3.43°	1.35°	0.56°		0.27°	0.08°
9				0.54°	0.22°	0.66°	1.47°	2.88°	3.43°	1.35°	0.55°		0.27°	0.08°
10				0.54°	0.22°	0.66°	1.47°	2.88°	3.43°	1.35°	0.56°		0.27°	0.08°
11				0.54°	0.22°	0.66°	1.47°	2.88°	3.43°	1.35°	0.56°		0.27°	0.08°
12				0.54°	0.22°	0.66°	1.47°	2.88°	3.43°	1.35°	0.56°		0.27°	0.08°
13														

Key Frame | Total Dist | Collision | Space | Overcorrection | Move Dist | Translation (mm) | Rotation (deg) | Staging

Fig 53 Diagrama de preparação simultânea movimento de rotação.

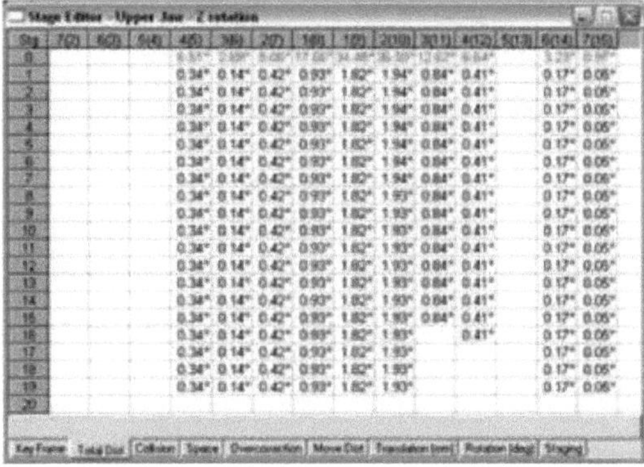

Stage Editor - Upper Jaw - Z rotation

Stg	7(2)	6(3)	5(4)	4(5)	3(6)	2(7)	1(8)	1(9)	2(10)	3(11)	4(12)	5(13)	6(14)	7(15)
0				[illegible]	[illegible]	[illegible]	[illegible]	[illegible]	[illegible]	[illegible]	[illegible]		[illegible]	[illegible]
1				0.34°	0.14°	0.42°	0.93°	1.82°	1.94°	0.84°	0.41°		0.17°	0.05°
2				0.34°	0.14°	0.42°	0.93°	1.82°	1.94°	0.84°	0.41°		0.17°	0.05°
3				0.34°	0.14°	0.42°	0.93°	1.82°	1.94°	0.84°	0.41°		0.17°	0.05°
4				0.34°	0.14°	0.42°	0.93°	1.82°	1.94°	0.84°	0.41°		0.17°	0.05°
5				0.34°	0.14°	0.42°	0.93°	1.82°	1.94°	0.84°	0.41°		0.17°	0.05°
6				0.34°	0.14°	0.42°	0.93°	1.82°	1.94°	0.84°	0.41°		0.17°	0.05°
7				0.34°	0.14°	0.42°	0.93°	1.82°	1.94°	0.84°	0.41°		0.17°	0.05°
8				0.34°	0.14°	0.42°	0.93°	1.82°	1.93°	0.84°	0.41°		0.17°	0.05°
9				0.34°	0.14°	0.42°	0.93°	1.82°	1.93°	0.84°	0.41°		0.17°	0.05°
10				0.34°	0.14°	0.42°	0.93°	1.82°	1.93°	0.84°	0.41°		0.17°	0.05°
11				0.34°	0.14°	0.42°	0.93°	1.82°	1.93°	0.84°	0.41°		0.17°	0.05°
12				0.34°	0.14°	0.42°	0.93°	1.82°	1.93°	0.84°	0.41°		0.17°	0.05°
13				0.34°	0.14°	0.42°	0.93°	1.82°	1.93°	0.84°	0.41°		0.17°	0.05°
14				0.34°	0.14°	0.42°	0.93°	1.82°	1.93°	0.84°	0.41°		0.17°	0.05°
15				0.34°	0.14°	0.42°	0.93°	1.82°	1.93°	0.84°	0.41°		0.17°	0.05°
16				0.34°	0.14°	0.42°	0.93°	1.82°	1.93°		0.41°		0.17°	0.05°
17				0.34°	0.14°	0.42°	0.93°	1.82°	1.93°				0.17°	0.05°
18				0.34°	0.14°	0.42°	0.93°	1.82°	1.93°				0.17°	0.05°
19				0.34°	0.14°	0.42°	0.93°	1.82°	1.93°				0.17°	0.05°
20														

Key Frame | Total Dist | Collision | Space | Overcorrection | Move Dist | Translation (mm) | Rotation (deg) | Staging

Fig. 54 Diagrama de escalonamento simultâneo com taxa reduzida de movimento de rotação.

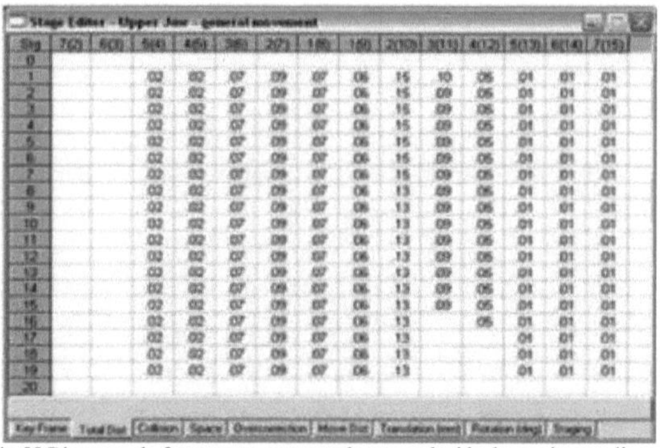

Fig 55 Diagrama de faseamento segmentado taxa reduzida de movimento linear.

Observando a Fig. 51, nota-se que todos os dentes anteriores estão se movimentando na velocidade máxima (0,25mm por estágio). Na Fig. 52, foi determinado que o lateral superior esquerdo era o dente limitador de velocidade e, quando esses movimentos foram iniciados desde o começo do tratamento, junto com todos os outros dentes, o resultado foi uma diminuição de 16 etapas para 12 etapas, e todos os dentes, exceto o dente limitador de velocidade, estão, na verdade, movendo-se mais lentamente em cada etapa do que estavam anteriormente.

Há alturas em que a velocidade linear não é o passo limitador da velocidade, mas sim a velocidade de rotação (Fig. 52 e 53). Na Figura 53, pode-se observar que, apesar de os movimentos lineares estarem abaixo da velocidade máxima, a velocidade de rotação foi maior do que o desejável. Para aumentar a previsibilidade do tratamento, a velocidade de rotação deve ser mantida abaixo de 2 graus por fase (Figura 54). Pode ver-se que, quando a velocidade de rotação é reduzida para um limite aceitável, o número de fases volta a aumentar para 19 fases. O efeito secundário da redução da velocidade de rotação é a redução simultânea da velocidade linear. Note-se a redução da velocidade do movimento linear da lateral superior esquerda de 0,24 mm por etapa para 0,15 mm por etapa (ver Figuras 51 a 55) e, embora possa aumentar ligeiramente o número de etapas, a previsibilidade dos resultados do tratamento é muito melhorada.

É importante compreender que, apesar de terem sido efectuadas quantidades significativas de testes clínicos para o desenvolvimento dos padrões de faseamento, o ortodontista pode sempre solicitar um faseamento personalizado quando considerar necessário para melhorar os resultados do tratamento. Embora não seja recomendado pela Align Technology, existem alguns ortodontistas que, para movimentos complexos, reduzem bastante a quantidade de movimento linear por fase para cerca de 0,1 mm por fase e, em seguida, entregam alinhadores novos numa base semanal, de modo a que os alinhadores mantenham uma maior rigidez. Embora isto resulte no dobro dos alinhadores, o tempo total de tratamento permanece o mesmo[31] .

CAPÍTULO 10

BIOMECÂNICA

Biomecânica do tratamento com alinhadores

O controlo da posição e ancoragem da raiz é frequentemente o maior desafio enfrentado por qualquer ortodontista. A questão então passa a ser: O tratamento com Invisalign é uma alternativa prática aos aparelhos fixos? Vários autores examinaram os resultados do tratamento com Invisalign. Patel et al encontraram uma melhora significativa no índice PAR em pacientes tratados com Invisalign. Vincent[11] encontrou melhorias no sistema de classificação objetiva ABO com o alinhamento dos dentes, mas não nos contactos oclusais posteriores. Djeu et al[12] compararam o Invisalign com aparelhos fixos e verificaram que as pontuações do sistema de classificação objetiva ABO (OGS) melhoraram mais no grupo dos aparelhos fixos do que no grupo dos alinhadores, enquanto Brown et al[13] relataram que, no geral, o Invisalign foi considerado mais eficaz do que os aparelhos fixos na produção do resultado definido pelo OGS[32] .

Numa revisão sistemática em 2005, Lagravere e Flores-Mir[7] encontraram falta de literatura e concluíram que "Os clínicos terão que confiar na sua experiência clínica com o Invisalign, nas opiniões de especialistas e nas limitadas evidências publicadas quando usarem aparelhos Invisalign". Espera-se que após a secção seguinte sobre biomecânica e Invisalign, o leitor esteja melhor equipado para tomar decisões clínicas sólidas e tenha uma maior compreensão dos pontos fortes e fracos dos alinhadores.

Uma questão a ter em conta durante toda esta discussão sobre biomecânica é: Se os dentes fossem capazes de cognição, eles saberiam o que estava aplicando a força? Em 1999, Sims[36] previu que o futuro da Ortodontia incluiria a abolição dos sistemas de braquetes. Em seu livro de 1986, Contemporary Orthodontics, Proffit[8] afirmou que "os pacientes adultos têm sido tradicionalmente um pouco relutantes em usar aparelhos fixos óbvios e frequentemente indicam sua preferência por um aparelho removível". Ele também descreveu as caraterísticas necessárias para um sistema de aparelhos ortodônticos. "Independentemente do tipo de aparelho ortodôntico, ele deve atender a certos critérios básicos de design.

1. Não deve interferir com a função.
2. Não deve causar danos aos tecidos orais nem interferir com a manutenção de uma boa higiene oral.
3. Deve ser tão leve e discreto quanto possível, mas suficientemente forte para suportar as forças mastigatórias e uma quantidade razoável de abuso.
4. Deve ser mantido firmemente na sua posição.
5. Deve ser capaz de exercer uma força adequadamente controlada na direção correta e de aplicar essa força durante o maior tempo possível entre as visitas de ajustamento.
6. Deve permitir o controlo da ancoragem para que os movimentos dentários diferentes dos pretendidos sejam minimizados." À primeira vista, parece que o Invisalign satisfaz todos estes critérios.

Segundo Proffit,[8] "os aparelhos removíveis, pela sua própria natureza, produzem movimentos simples de inclinação dos dentes, tornando o controlo da posição dos dentes extremamente difícil" e "na prática, pode ser difícil manter os aparelhos removíveis no lugar contra os efeitos de deslocamento" das forças necessárias para produzir um movimento radicular controlado. Concluiu que a solução habitual para este problema é a utilização de aparelhos fixos. Ao descrever as experiências com o Invisalign na Universidade do Pacífico, Dugoni[38] escreveu em 2002, "Passámos então a pacientes em que os incisivos mandibulares teriam de ser extraídos para determinar se poderíamos fechar esses espaços de uma forma paralela. Isto envolveu alterações não só no material, mas também na técnica. Por fim, conseguimos mover os dentes de forma harmoniosa. A experimentação continuou com casos de extração para determinar se podíamos mover os caninos para as posições de primeiro pré-molar após as extracções". A sua conclusão foi que. A utilização dos alinhadores é muito mais complicada do que a maioria das pessoas pensa. É preciso um clínico experiente e com bastante experiência para usar o aparelho ao máximo. O que é esse máximo, eu não sei".

Para determinar qual poderá ser esse máximo com o Invisalign na sua versão atual dos materiais de alinhamento, temos de examinar a biomecânica do movimento dentário com o Invisalign.

Movimentos simples versus movimentos difíceis

Para examinar a biomecânica do movimento dentário com alinhadores, primeiro será descrito como os alinhadores movem os dentes. Com um aparelho fixo típico, o fio é encaixado num braquete, com o adesivo retendo o braquete no dente. O fio ativo é deformado elasticamente e move o dente para uma determinada posição à medida que este regressa à sua forma original. Com um alinhador, o plástico encapsula o dente e, ao fazê-lo, deve proporcionar tanto a retenção como a ativação para mover os dentes. Em geral, as reentrâncias naturais dos dentes fornecem a retenção e o componente ativo para mover os dentes através da deformação elástica do alinhador[33] .

Isto é importante por duas razões: primeiro, a deformação elástica do alinhador não pode ser tão grande que ultrapasse as forças de retenção; e segundo, há certas direcções em que o alinhador tem uma maior capacidade inerente de sofrer deformação elástica. Por exemplo, um movimento facio-lingual é bastante previsível porque todo o corpo do alinhador pode ser distorcido elasticamente e depois regressa à sua forma original levando o dente consigo.

O movimento total desejado é então subdividido de forma a que os alinhadores permaneçam dentro deste intervalo de deformação elástica e é efectuada uma sequência de alinhadores para realizar todo o movimento desejado. O número de alinhadores ou fases é então baseado na distância que o dente deve ser movido. Em contraste, um movimento vertical exigiria que o alinhador se esticasse essencialmente dentro da matriz do plástico e, ao mesmo tempo, mantivesse a retenção do dente que estava a tentar mover.

Devido ao facto de existir uma capacidade muito limitada de elasticidade dentro do próprio plástico, estes movimentos têm de ser divididos em incrementos muito pequenos e são considerados difíceis. Dada esta compreensão da natureza básica da forma como os alinhadores movem os dentes, não é surpreendente que existam vários movimentos que são considerados imprevisíveis com os alinhadores. Alguns destes movimentos difíceis incluem o controlo do torque, o paralelismo radicular, as rotações e as extrusões. Estas questões serão discutidas dentro do contexto da biomecânica ortodôntica tradicional, especificamente como os alinhadores lidam com forças e momentos. O objetivo deste tópico não é uma revisão detalhada da biomecânica ortodôntica, mas sim a forma como os alinhadores se relacionam com estes conceitos.

Deve notar-se que a base destas discussões é o plástico proprietário utilizado para fazer alinhadores conhecidos como Exceed 30 (Align Technology, Inc.), um plástico termoformado de 0,030 polegadas (0,76 mm) de espessura. Existe investigação em curso utilizando dupla camada e outros materiais para fornecer alinhadores com diferentes propriedades biomecânicas, mas estes materiais não serão discutidos aqui[33] .

Níveis de força nos alinhadores

Forças óptimas para o movimento ortodôntico Adaptado de Proffit [8]

	Tipo de Movimento	
Força (g)	**1986**	**2000**
Gorjeta	50 a 75	35 a 60
Movimento do corpo (tradução)	100 a 150	70 a 120
Retificação de raízes	75 a 125	50 a 100
Rotação	50 a 100	35 a 60
Extrusão	50 a 100	35 a 60
Intrusão	15 a 25	10 a 20

Podemos ver acima que, ao longo dos últimos 20 anos, os níveis de força que se pensa serem necessários para efetuar diferentes movimentos têm vindo a diminuir de forma constante. Continuando com essa tendência, estudos recentes sugeriram que, com o tempo, mesmo forças tão baixas quanto 18 *g* são suficientes para produzir movimentos corporais[8] . Como a força fornecida com um alinhador feito de Exceed 30 é de 200 *g* inicialmente e decai para um nível essencialmente constante de 40 *g* em cerca de 48 horas, não deve haver problema em fornecer forças adequadas aos dentes para criar os movimentos desejados. O controlo dessas forças torna-se então a questão. A forma como a força é aplicada e a reação do dente a essa força são funções de múltiplos factores. Estes incluem o centro de rotação, o centro de resistência e o ponto em que a força é aplicada. O objetivo é controlar a posição da raiz durante o movimento para alcançar os resultados finais desejados com o mínimo de complexidade. O controlo da relação momento-força pode fazer isso. A biomecânica ortodôntica clássica descreveu os efeitos da alteração da relação momento-força, como ilustrado na Figura 56, adaptada de Proffit.

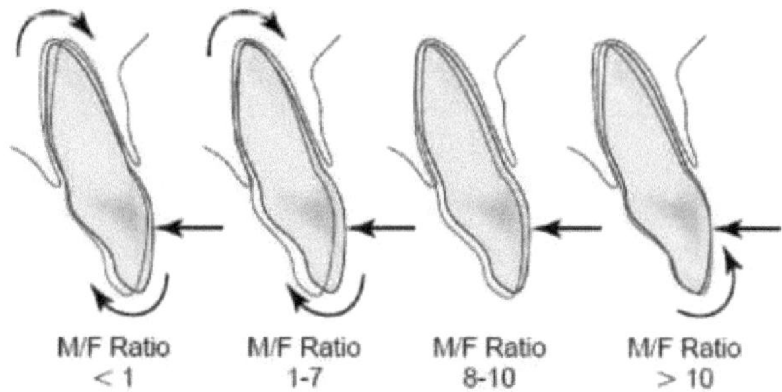

Fig 56 Efeito das relações momento-força

Na biomecânica ortodôntica tradicional, as discussões são tipicamente centradas em attachments fixos na forma de braquetes com forças aplicadas por fios, com um pequeno braço de momento e forças relativamente altas necessárias para atender às relações momento-força.

Para compreender melhor a dinâmica do controlo radicular com alinhadores, vamos agora examinar a biomecânica do movimento dentário com alinhadores e compará-la com a nossa compreensão do movimento com aparelhos fixos. Especificamente, serão examinados o desenho e a colocação de attachments e auxiliares para realizar a aplicação controlada de força em dois pontos. Em todas essas discussões, é importante entender que, para que ocorra uma movimentação dentária efetiva, mesmo em situações simples, os alinhadores devem ser usados 22 horas por dia, essencialmente da mesma forma que os aparelhos fixos.

Um dos problemas que se verificam quando se tentam movimentos radiculares dos incisivos com alinhadores é que o movimento pretendido e o movimento real são por vezes diferentes. A razão para isto é exatamente o que Proffit descreveu como acontecendo com os aparelhos removíveis em geral - não há retenção suficiente para compensar a força necessária para gerar o movimento.

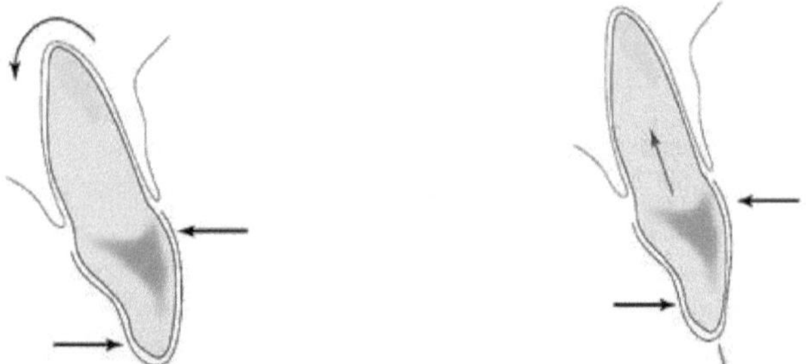

Fig 57 Relação momento-força teórica para conseguir o movimento lingual da raiz com um alinhador.

Fig. 58 A, Expressão clínica da relação momento-força para conseguir o movimento lingual da raiz com um alinhador.

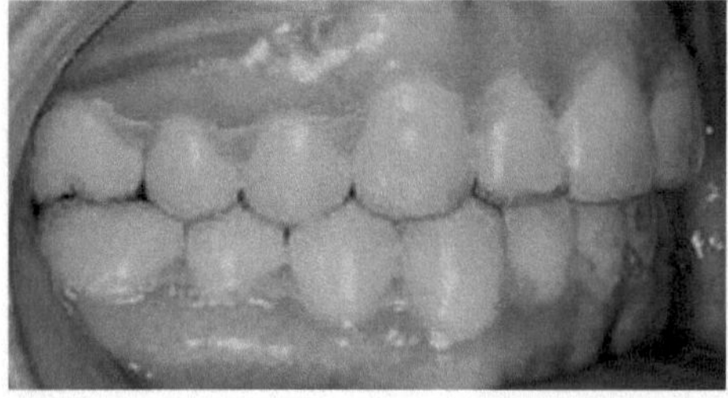

Fig. 58 B Expressão clínica da relação momento/força para conseguir o movimento lingual da raiz com um alinhador.

CAPÍTULO 11

PROTOCOLOS DE INSERÇÃO

Acessórios, cumes de potência e auxiliares

Uma solução para a deslocação do alinhador é o desenho e a colocação correta dos acessórios. Os attachments podem ser utilizados para a retenção do alinhador, bem como para melhorar ou facilitar movimentos dentários específicos. A Fig. 59 ilustra a evolução dos attachments utilizados para ajudar a eliminar este problema.

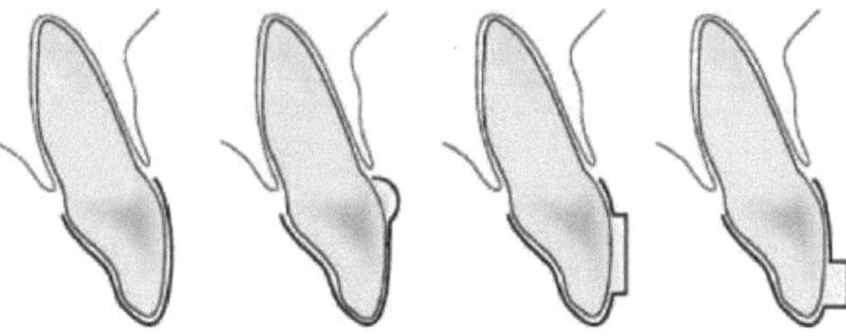

Fig 59 A evolução dos anexos

A chave é fornecer uma saliência para o alinhador agarrar, que seja perpendicular à direção da deslocação e de tamanho suficiente para fornecer uma área de superfície suficiente para compensar a força aplicada. Outra regra simples é colocar o acessório suficientemente afastado da margem gengival para que o alinhador não se espalhe ou estique e escorregue do acessório. Este é um conceito importante porque, ao longo do tempo, os alinhadores tendem a "relaxar", ou seja, a exercer menos força, pelo que o efeito secundário observado clinicamente é que o terço gengival tende a tornar-se menos retentivo. Isto contrasta com as conclusões de Jones et al[40] baseadas em resultados laboratoriais com alinhadores fabricados em consultório, cujas propriedades não foram afectadas pelo ambiente oral.

Os movimentos que são denominados "movimentos difíceis" requerem uma abordagem mais sofisticada para o design de attachments do que era usado no passado. Reconhecendo a limitação dos alinhadores e encaixes para realizar determinados movimentos dentários, os engenheiros da Align Technology iniciaram esforços para conceber um melhor sistema de alinhador/encaixe e, para o fazer, desenvolveram o Laboratório Virtual Invisalign, que é uma série sofisticada de ferramentas de software que lhes permite avaliar a resposta clínica esperada a vários designs e colocações de encaixes.

A abordagem, baseada nos princípios da biomecânica, é composta por três partes: modelação virtual, testes in vitro e avaliação clínica das concepções resultantes. Com esta abordagem, a probabilidade de realizar o movimento é muito maior. A modelação virtual é utilizada em primeiro lugar para testar uma miríade de soluções possíveis e identificar as que produzem o sistema de forças desejado. Estes modelos podem incluir alterações na forma de fixação, bem como variações na geometria do próprio alinhador[34] .

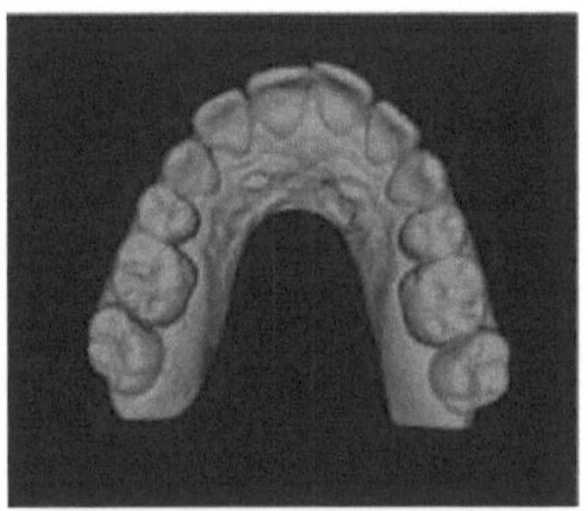

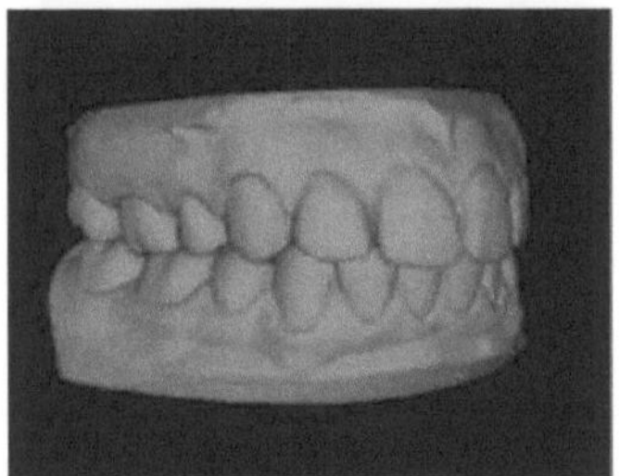

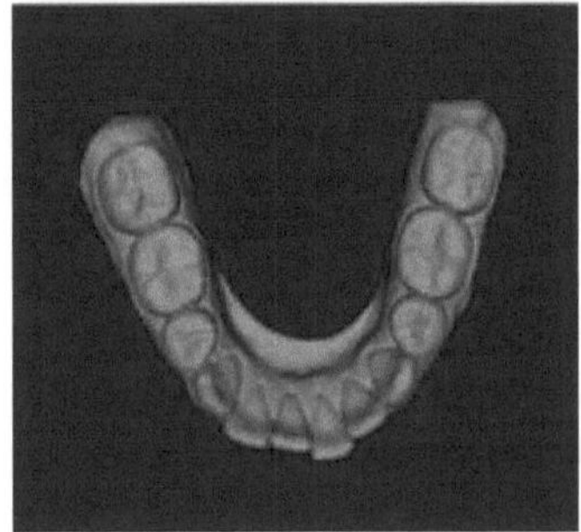

Fig. 60 A-C Modelos virtuais gerados a partir de tomografia computorizada de impressões PVS.

Depois de considerar possíveis desenhos, estes são então fabricados e os sistemas de força são medidos utilizando equipamento de laboratório especificamente concebido para medir sistemas de força de combinações de alinhadores/ligações. Os desenhos bem sucedidos são então levados para testes clínicos. Na altura desta impressão, estão disponíveis para tratamento clínico attachments para realizar a extrusão dos dentes anteriores e rotações dos caninos.

Cada acessório é agora concebido à medida para um movimento específico num dente específico de cada paciente individual e, pela primeira vez com esta técnica, é um tratamento verdadeiramente específico para cada paciente. É de notar que, para além das direcções específicas de aplicação de força, a quantidade de força é controlada através da "reativação" da interface alinhador-implante.

À medida que os ensaios clínicos forem progredindo e for possível efetuar comparações entre as experiências virtuais e os resultados clínicos reais, o desenho e a colocação dos attachments tornar-se-ão mais refinados. Enquanto não dispusermos desses resultados, a análise que se segue dará ao leitor uma boa compreensão da dinâmica da conceção e colocação de attachments (ver figuras 61 e 62)

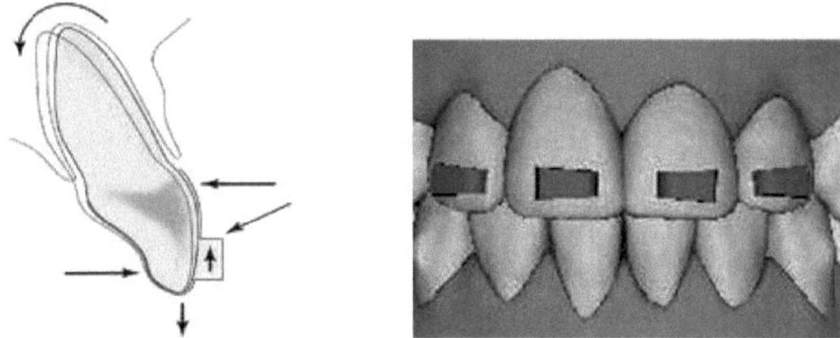

Fig 61 Fixação retangular horizontal
Fig 62 Anexos rectangulares horizontais como visualizados no ClinCheck.

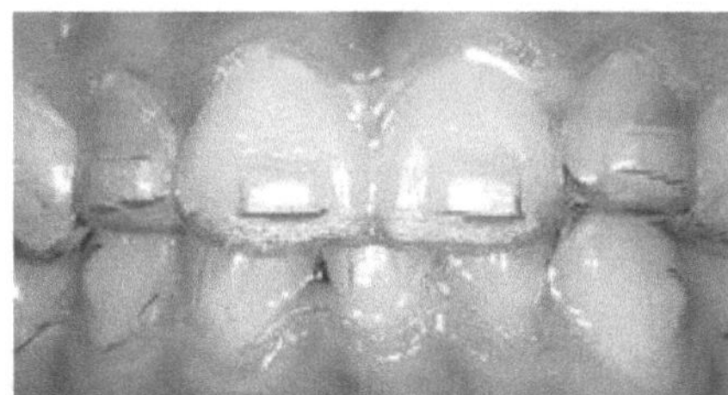

Fig. 63 Aspeto clínico da fixação retangular horizontal.

A Invisalign inovou com os attachments SmartForce que optimizaram os attachments de rotação, de extrusão, de controlo radicular, de mordida profunda e de ancoragem.

Controlo do binário

Uma força líquida de 40 *g* (força de nível de base de um alinhador após 48 horas) destinada a mover o dente lingualmente exigiria um momento de 320 a 400 *g-mm* (relação M/F 8-10) para o movimento corporal ou superior a 400 *gm* (relação F/M inferior a 10) para o movimento lingual da raiz (Figuras 64 e 65) [35]

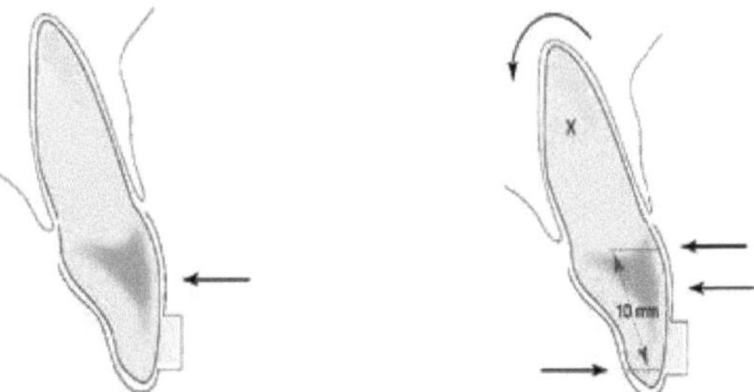

Fig 64 Força aplicada pelo alinhador na superfície facial. Fig 65 Diagrama força-momento com fixação na superfície incisal

Um desenho ou colocação incorrecta do acessório permite a aplicação de apenas 280 *g-mm de* momento em conjunto com 40 *g de* força, resultando numa inclinação lingual controlada da coroa (Figura 66).

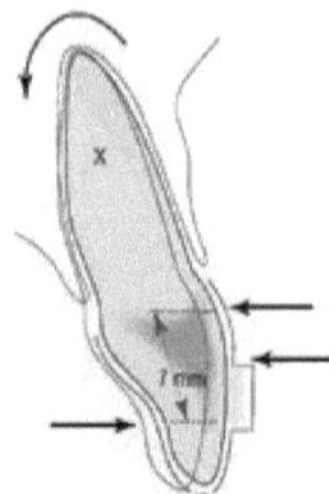

Fig 66 Diagrama força-momento com fixação no terço médio do dente.

Deve-se ter em mente que o alinhador fornece o mesmo nível de força em ambos os lados dos dentes, mesmo que as forças estejam em direções opostas. Isso significa que, na ausência de espaços para fechar, assim como nos aparelhos fixos, deve haver algum sistema de força externo, como os elásticos interarcos, para fornecer uma força distalizante líquida nos dentes anteriores superiores para produzir o movimento lingual da raiz. Existe um problema inerente aos attachments rectangulares, porque é difícil para o paciente inserir e remover os alinhadores. Se o attachment e o alinhador não estiverem completamente acoplados, então o resultado é indesejado. Tem de haver um sistema de forças e movimentos dentários imprevisíveis (Fig. 67 e 68).

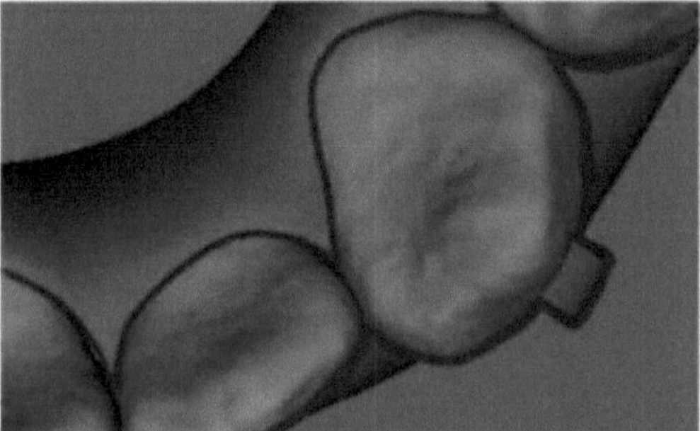

Fig 67 Alinhador e fixação retangular devidamente acoplados

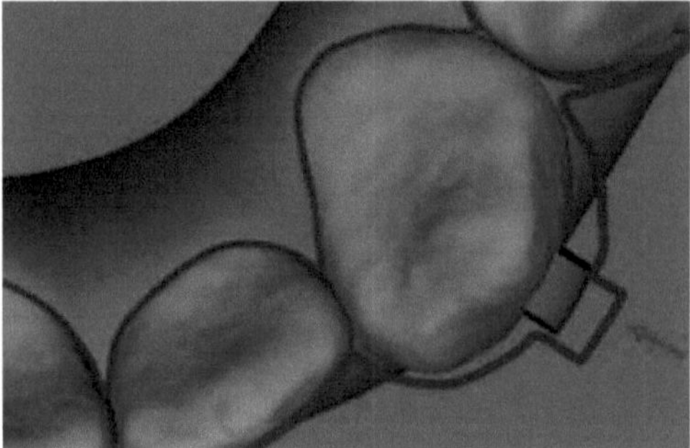

Fig. 68 Alinhador e fixação retangular acoplados incorretamente.

O acessório biselado pode ser utilizado em várias orientações, bastando que o técnico rode o acessório de forma diferente. Existem teorias que defendem que rodar o bisel em direcções específicas irá melhorar movimentos específicos.

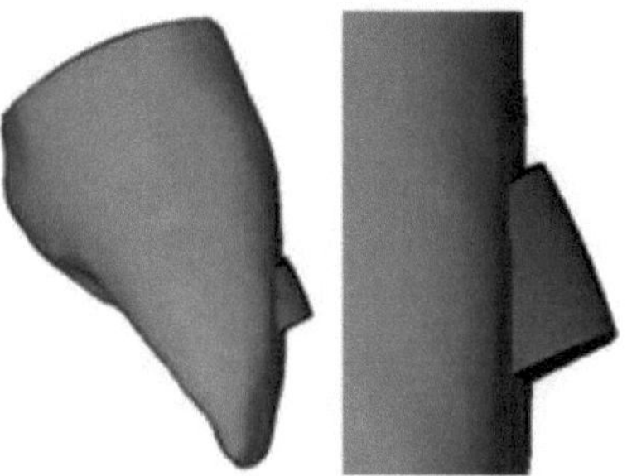

Fig 69 A: Acessório gengival biselado. B: Aproximação do acessório biselado na gengiva.

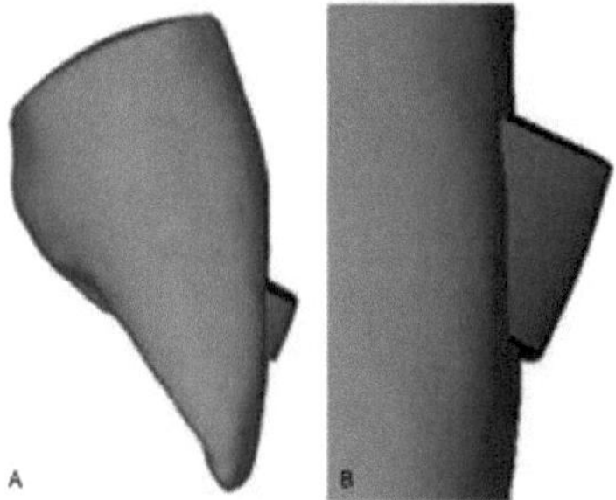

Fig. 70 A, Fixação oclusal biselada. B, Aproximação do acessório biselado oclusal.

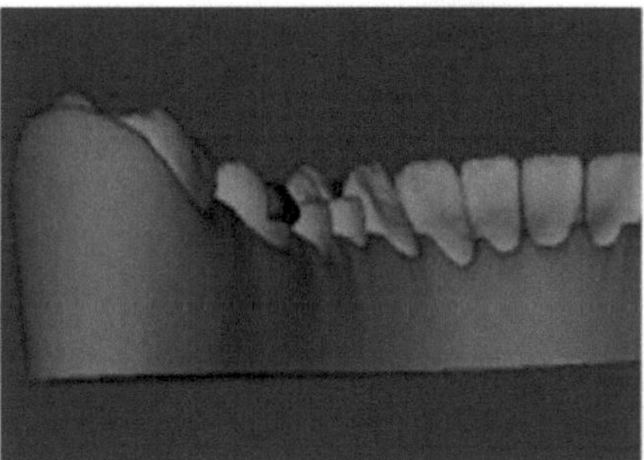

Fig 71 Fixação biselada na lingual do primeiro molar inferior.

Os acessórios podem ser utilizados em qualquer local que melhore a retenção ou o movimento. Uma alternativa aos attachments que ajudam a facilitar o controlo do torque é o power ridge. As cristas motoras são corrugações projectadas colocadas em locais específicos para melhorar o rebaixo perto da margem gengival dos dentes submetidos a movimentos de torção. As cristas funcionam de duas formas. A primeira é endurecer o terço gengival do alinhador para o tornar mais resistente. A outra é fornecer força adicional o mais próximo possível da margem gengival para aumentar o braço de momento efetivo do alinhador. A vantagem óbvia dos power ridges é que os attachments não precisam de ser colocados ou removidos, e são esteticamente mais aceitáveis para o paciente (Fig. 72)[35].

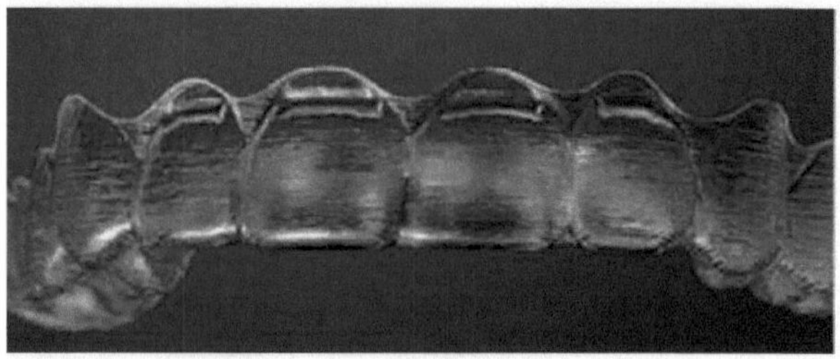

Fig 72 Cumes de potência.

Paralelismo de raiz

Outro aspeto da biomecânica, especialmente pertinente para o tratamento de extracções, é o controlo da inclinação para conseguir o paralelismo radicular. Quando uma força é aplicada na tentativa de mover um canino para distal, o dente irá girar em torno do centro de resistência.

Seria necessário um momento suficiente para se opor ao movimento de inclinação. Esta é uma área mais problemática porque num movimento mesiodistal típico, como num cenário de extração, o alinhador entra em contacto com o dente numa superfície que é paralela à direção da força. O resultado é que existe pouco, ou nenhum, braço de momento criado sem a utilização de acessórios substanciais[36] .

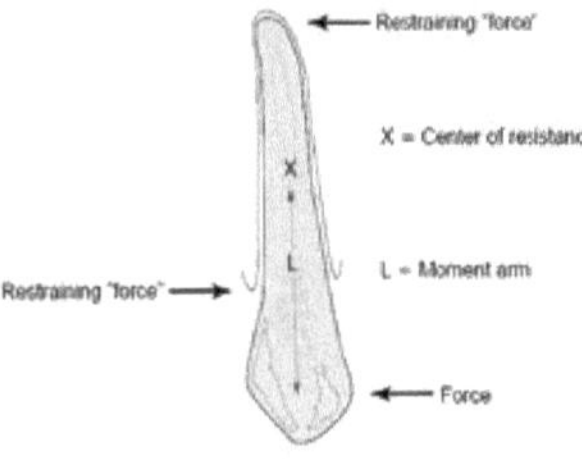

Fig 73 Force application against mesial of upper canine.

Fig 74 Effect of force application against mesial of upper canine.

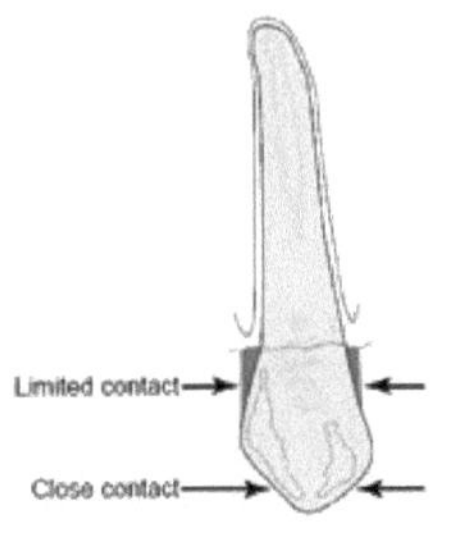
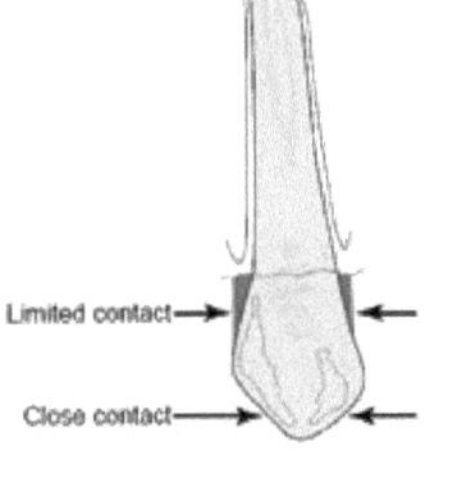

Fig 75 Diagram of aligner contact with upper canine.

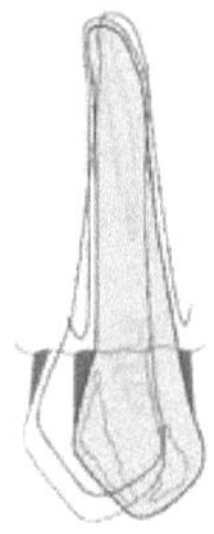

Fig 76 Displacement of aligner when force applied against mesial of Upper canine.

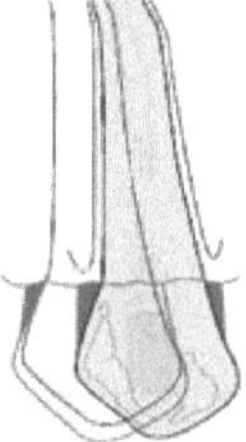

Fig 77 Controlled movement of upper canine with vertical attachment.

Fig. 73 Aplicação de força contra a mesial do canino superior.
Fig 74 Efeito da aplicação de força contra a mesial do canino superior.
Fig 75 Diagrama do contacto do alinhador com o canino superior.
Fig 76 Deslocamento do alinhador quando a força é aplicada contra a mesial do canino superior.
Fig 77 Movimento controlado do canino superior com fixação vertical.

Uma ideia que remonta ao final do século XIX[19] era colocar um acessório no aspeto gengival de um bracket que se estendia em direção ao centro de resistência, numa tentativa de diminuir a quantidade de inclinação quando os dentes são movidos mesiodistalmente. Estas extensões gengivais são frequentemente descritas como braços de força. Os braços de força foram adicionados ao sistema de força com Invisalign numa tentativa de alterar o sistema de força-momento.

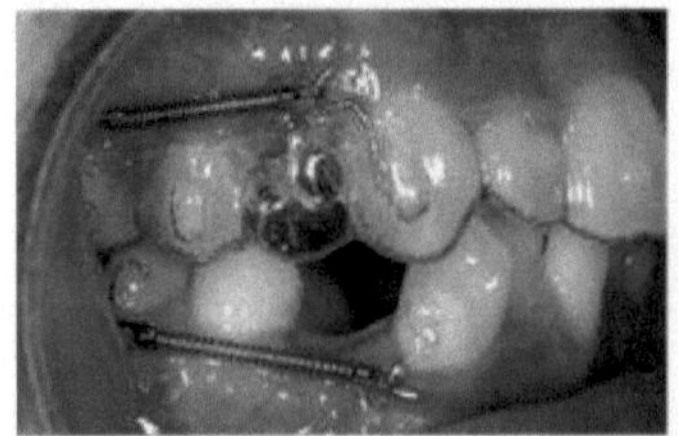
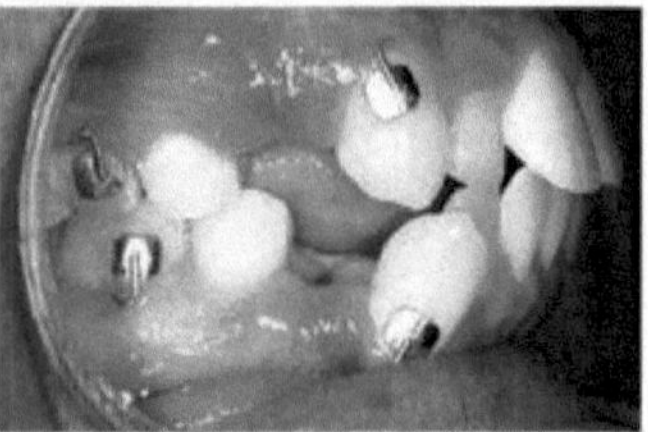

Fig. 78 Braços eléctricos feitos à mão em combinação com alinhadores.
Fig. 79 Braços de potência fabricados em combinação com alinhadores.

Em teoria, a adição de um braço auxiliar de potência consegue duas coisas. Primeiro, desloca a aplicação da força para mais perto do centro de resistência. Segundo, cria um momento secundário devido à pressão contra a distal do alinhador. Infelizmente, a aplicação clínica não é tão benéfica como nos aparelhos fixos, porque o controlo das raízes dos molares é mais difícil do que o controlo das raízes dos caninos. Existem poucos casos em que a posição da raiz dos incisivos inferiores foi mantida com sucesso durante o tratamento de extração de um único incisivo.

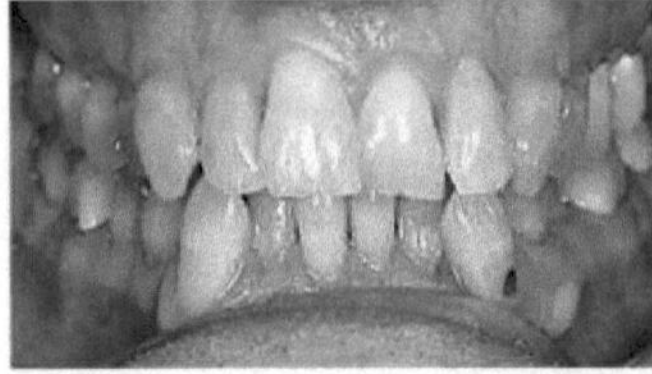
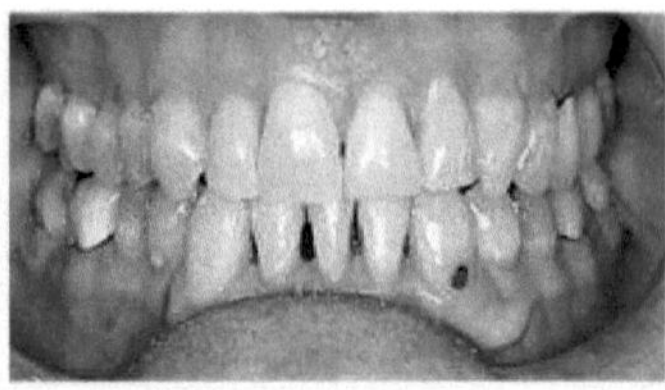

Fig. 80 Fotografia clínica de apinhamento dos incisivos inferiores.
Fig. 81 Fotografia clínica do paralelismo radicular após extração de um único incisivo inferior.

e têm sido relatados casos de sucesso no tratamento de extração de pré-molares utilizando Invisalign.[20-22] Infelizmente, muitas vezes os caninos permanecem na vertical durante a retração para os espaços pré-molares, enquanto os molares, especialmente os molares superiores, tendem a inclinar-se mesialmente. Isto é frequentemente referido como "dumping".

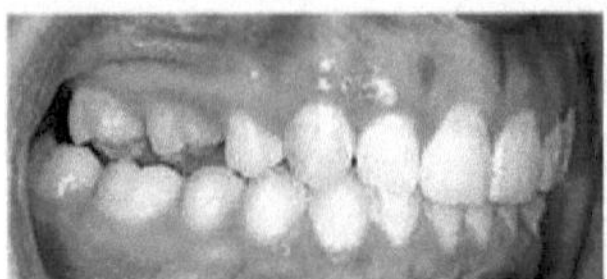

Fig 82 Mesial tipping of maxillary molar after premolar extraction.

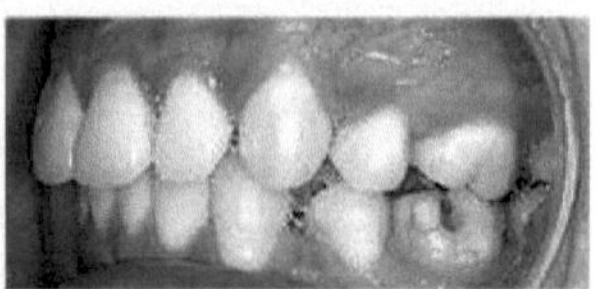

Fig 83 Mesial tipping of maxillary molars after premolar extraction.

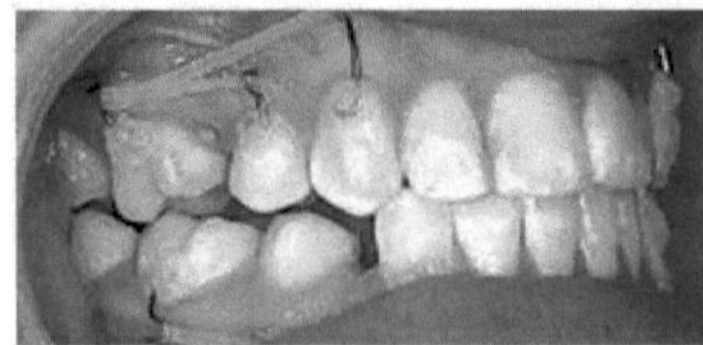

Fig 84 Mesial tipping of maxillary molars after premolar extraction.

Fig. 82 Inclinação mesial do molar superior após extração de pré-molar.
Fig. 83 Inclinação mesial dos molares superiores após extração de pré-molares.
Fig. 84 Inclinação mesial dos molares superiores após extração de pré-molares.

O "dumping" ocorre mesmo quando os molares estão simplesmente a ser usados como ancoragem para a retração anterior. Isso é provavelmente causado pela relação coroa/raiz indesejável, combinada com a grande área de superfície radicular sobre a qual as forças são distribuídas. Esse efeito é semelhante ao observado quando há colisões virtuais que criam uma discrepância entre o tamanho do dente e o tamanho do alinhador, como descrito anteriormente. Atualmente, está a ser feito um trabalho com vários desenhos de attachments acentuados, para demonstrar a capacidade de evitar previsivelmente o dumping molar, colocando dois attachments de 2 mm × 2 mm × 2 mm no primeiro ou segundo molar superior. Isto parece oferecer benefícios significativos, possivelmente fornecendo um meio de ter um par na própria coroa do molar[36] .

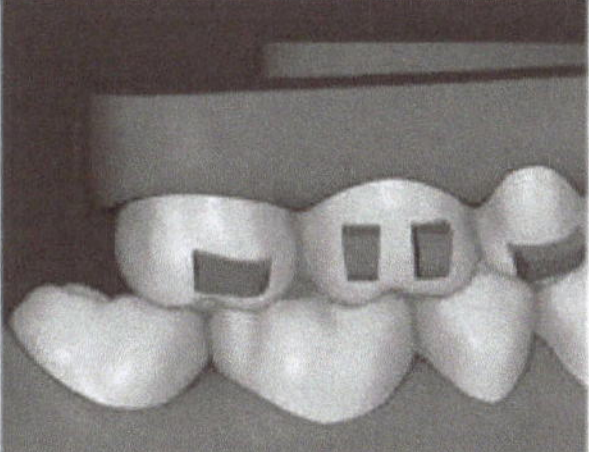

Fig 85 Fixação dupla

Rotações

A correção de rotações com alinhadores pode ser problemática. Existem duas razões principais para este facto. A primeira é que os alinhadores produzem o movimento dentário através da ligeira distorção do plástico e, em seguida, voltam elasticamente à forma pré-determinada e transportam o dente com ele. No caso das rotações, o alinhador é incapaz de ser distorcido de uma forma que possa produzir um movimento de rotação significativo. Uma comparação análoga seria a tentativa de rodar um dente com um grande fio de aço. Alguns sugeriram que os encaixes biselados com o bisel virado a 90 graus (i.e., mesiodistalmente; Fig. 86) forneceriam uma superfície que permitiria ao alinhador rodar os dentes[37] .

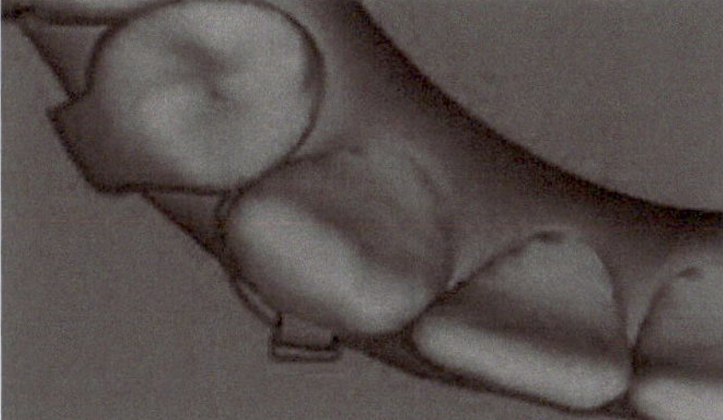

Fig 86 Fixação biselada de rotação.

Mesmo com um acessório corretamente concebido, outro problema com as rotações é o facto de a raiz do dente não ser um cilindro e, devido às dilacerações e às variações da superfície da raiz, não há forma de o software do computador poder estimar adequadamente o verdadeiro eixo longo de rotação.

Em muitos casos, o que se pensa ser uma rotação da coroa do dente acaba por ser um movimento corporal da superfície da raiz; assim, torna-se impossível estimar a taxa correta de movimento do dente. Quando isto acontece nos aparelhos fixos, o dente demora mais tempo a rodar; quando acontece com os alinhadores, o alinhador deixa de se ajustar ao dente. Isto resulta na falta do movimento desejado, mas também, o alinhador está agora a contactar com superfícies dentárias diferentes das pretendidas. O resultado é a ausência de movimento ou movimentos indesejáveis dos dentes. Com muitos dentes rotacionados, tem havido tipicamente a necessidade de utilizar auxiliares antes, durante ou depois do tratamento com alinhadores, de modo a realizar a correção rotacional (Fig. 89 e 90)

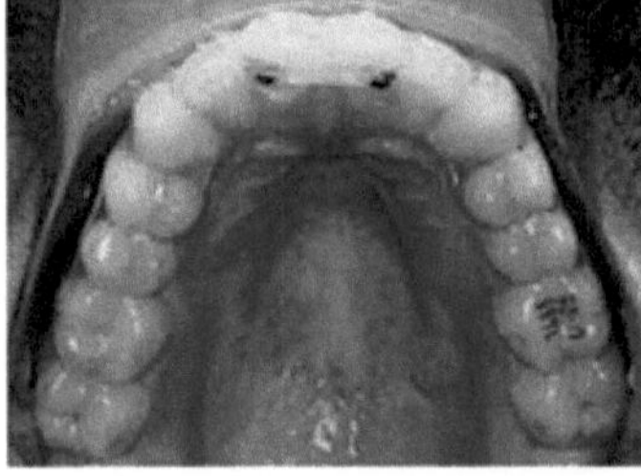

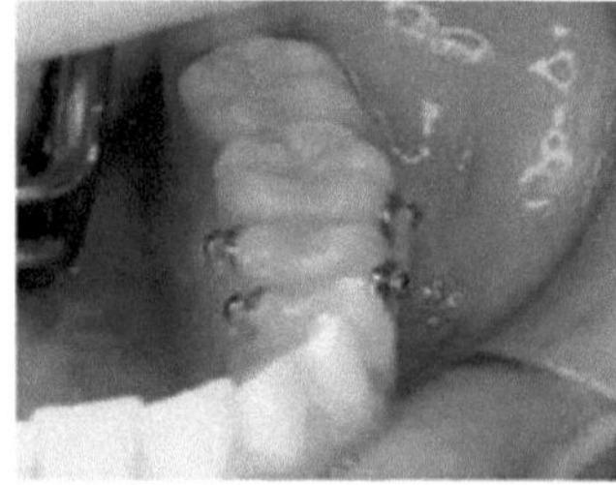

Fig 89 Auxiliares de rotaçãoFig 90 Auxiliares de rotação

No entanto, com o advento dos mais recentes acessórios optimizados, a previsibilidade dos movimentos rotacionais melhorou[37] .

Extrusões

As extrusões também podem apresentar problemas com os alinhadores. A razão para este facto é semelhante à das rotações. Da mesma forma que o próprio alinhador é incapaz de uma deformação elástica na direção necessária para um movimento de rotação eficaz, o alinhador não pode esticar dentro do próprio plástico, pelo que não é possível uma deformação elástica na direção necessária para a extrusão. Um método que está a ser utilizado para ultrapassar este problema, com alguns resultados promissores, consiste em utilizar o acessório biselado gengivalmente para proporcionar uma superfície mais longa que possa ser deformada elasticamente e proporcionar uma força extrusiva no dente. Nalguns casos, um botão colado ao dente juntamente com um elástico ajudará na extrusão.

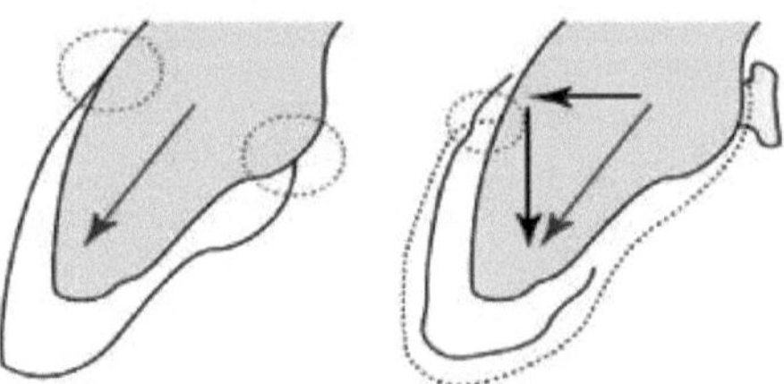

Fig 91 Auxiliar de extrusão Diagrama da mecânica de extrusão com botão e alinhador aparado.

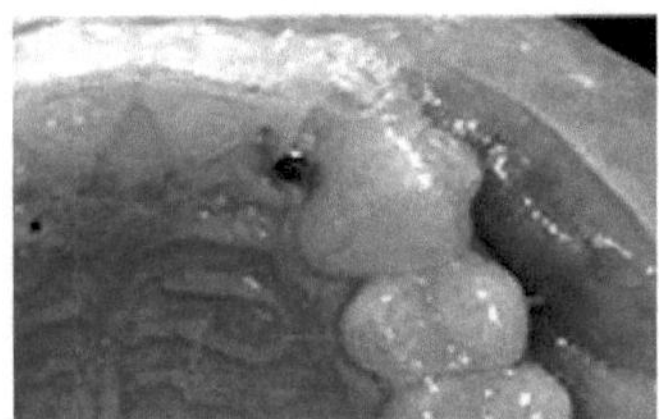

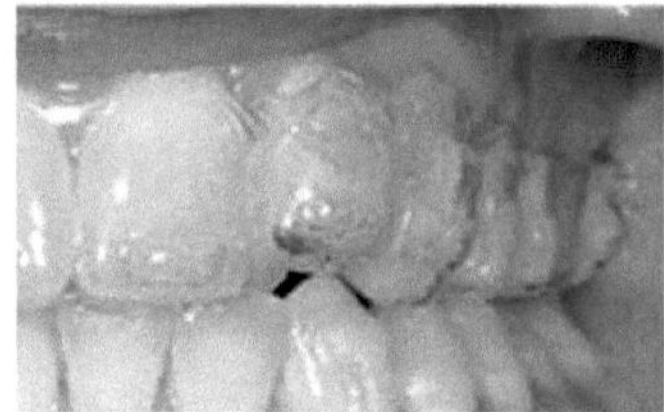

Fig 92 Extrusões auxiliares. Fotografia clínica da mecânica de extrusão com botão lingual e alinhador aparado.
Fig 93 Auxiliar de extrusão. Fotografia clínica da mecânica de extrusão com botão facial e alinhador aparado

Outros auxiliares podem ser utilizados para facilitar movimentos específicos. Os elásticos de Classe II e Classe III são frequentemente necessários, tal como acontece com os aparelhos fixos. Pode-se fixar os elásticos diretamente no alinhador ou fixar os elásticos em botões colados nos dentes. As Fig. 94 a 96 ilustram o uso de elásticos de Classe II.

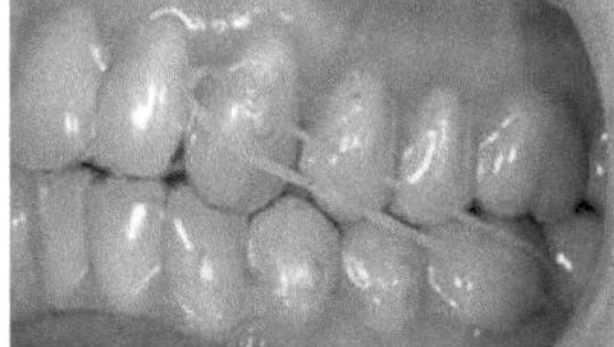

Fig 94 Class II elastics on aligners

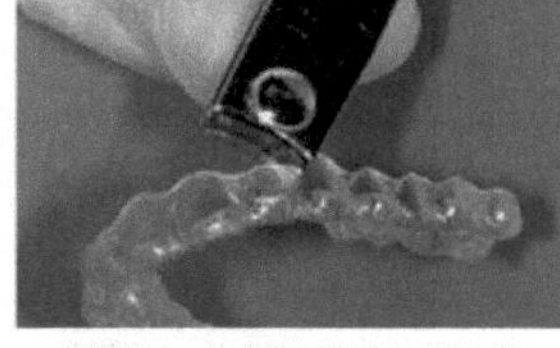

Fig 95 Preparing aligner for Class II elastics

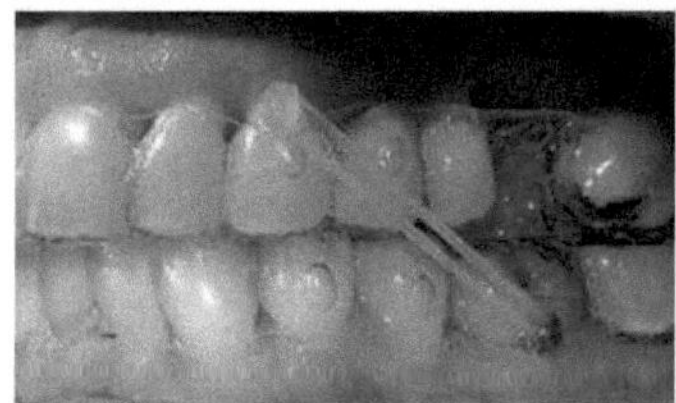

Fig 96 Class II elastics on buttons.

Fig 94 Elásticos de Classe II nos alinhadores Fig 95 Preparar o alinhador para os elásticos de Classe II
Fig. 96 Elásticos da classe II em botões.

Tenha em atenção que se os elásticos estiverem diretamente ligados ao alinhador, são geralmente necessárias fixações para evitar o deslocamento do alinhador. Os corta-unhas podem ser utilizados para cortar fendas nos alinhadores para a colocação dos elásticos.

Têm a vantagem de produzir uma fenda que é contornada de acordo com a forma da embrasura papilar e que tem um ápice rombo para que a fenda não tenda a propagar-se e a dividir o alinhador.

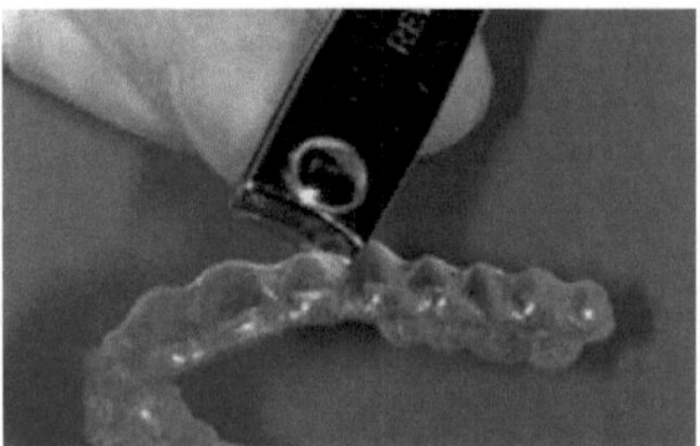

Fig 97 Preparar o alinhador para os elásticos da Classe II.

Existe a vantagem adicional de os pacientes poderem preparar os seus próprios alinhadores para os elásticos, depois de lhes ser mostrado onde e como fazer as fendas. Na altura em que este artigo foi escrito, os engenheiros da Align Technology desenvolveram um protótipo de gancho elástico que pode ser fabricado no alinhador, eliminando assim a necessidade de os preparar clinicamente. Com os botões colados aos dentes, cada alinhador deve ser aparado à volta do botão no consultório antes de entregar os alinhadores ao paciente. Os mini-parafusos também podem ser utilizados eficazmente com os alinhadores da mesma forma que com os aparelhos fixos, quer sejam planeados inicialmente como parte do tratamento ou para ajudar com movimentos que não estão a progredir como desejado. Podem ser utilizados com alinhadores isoladamente ou em combinação com outros auxiliares para simplificar os movimentos que os alinhadores têm de efetuar. As duas utilizações mais comuns dos mini-parafusos com alinhadores são para movimentos verticais e antero-posteriores. Um exemplo é a extrusão de um canino superior, um movimento que seria virtualmente impossível com alinhadores isolados.

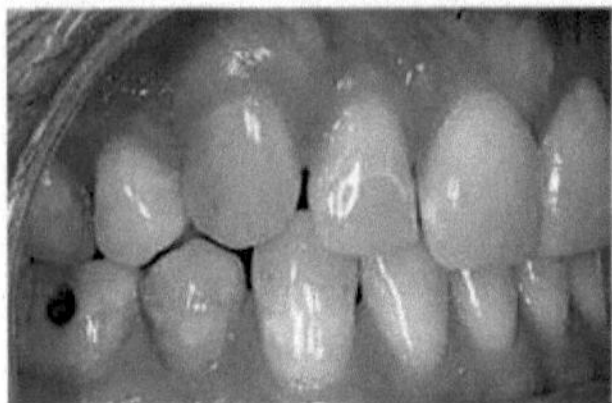

Fig 98 High canine

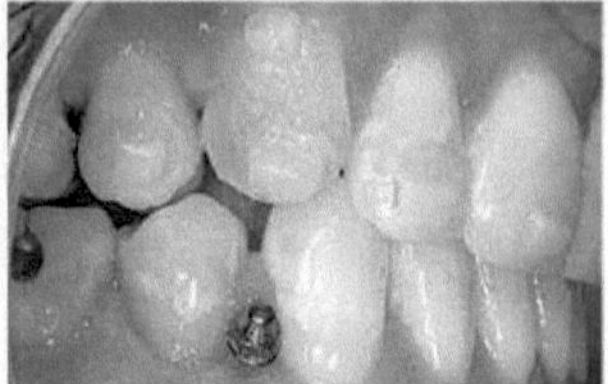

Fig 99 Canine with mini-screw placed.

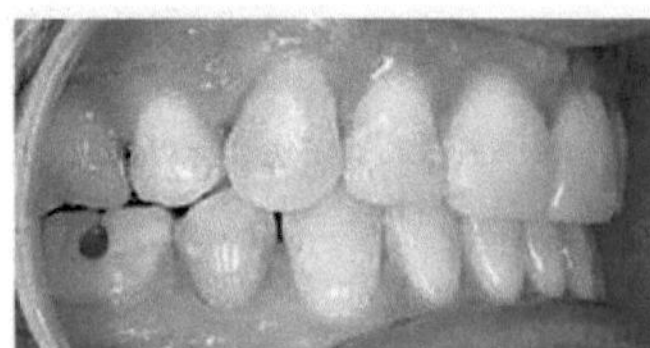

Fig 100 Final with canine extruded.

Fig 98 Canino alto Fig 99 Canino com mini-parafuso colocado.

Fig 100 Final com canino extrudido.

As Fig. 101 a 103 demonstram a colocação de um mini-parafuso na arcada inferior e, em seguida, a passagem de um elástico de um botão transparente perto da gengiva no canino superior para o mini-parafuso, enquanto o alinhador guia o dente para a posição correta. Um outro movimento vertical que é facilmente melhorado com mini-parafusos é a intrusão de

molares que foram supererupcionados numa arcada edêntula.
espaço.

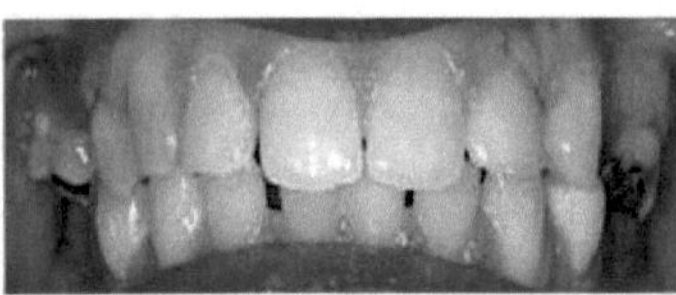

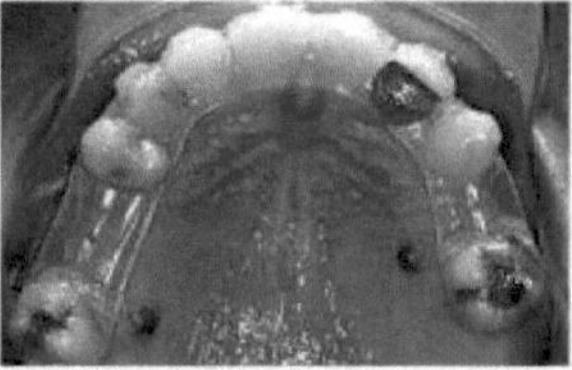

Fig 101 Molar supererupcionado. Fig 102 Molar supererupcionado com mini-parafusos e alinhadores.

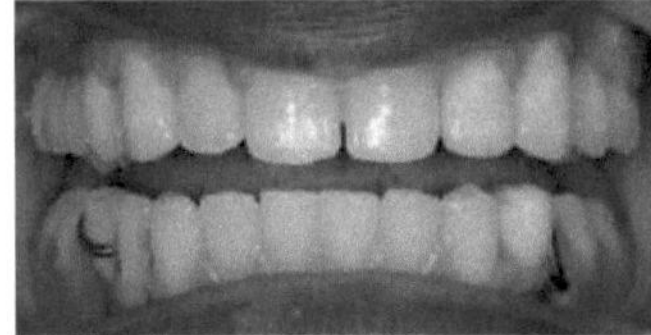

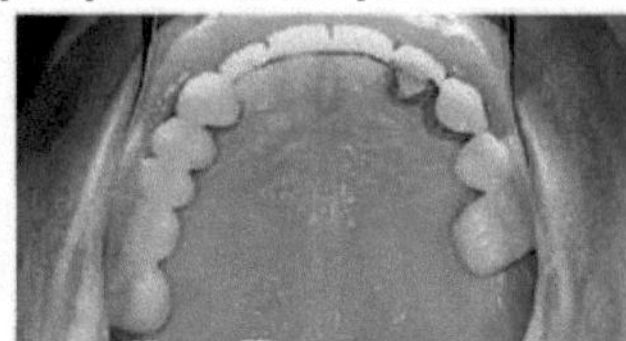

Fig 103 A) Restauração final de molar supererupcionado com mini-parafusos e alinhadores. B) Restauração final de molar supererupcionado com mini-parafusos e alinhadores.

As figuras 101 e 102 ilustram a colocação de um mini-parafuso na vestibular e na lingual de um molar superior. Em seguida, o paciente usa um elástico de um mini-parafuso sobre o alinhador até o outro mini-parafuso. Muitos desses pacientes precisam passar por um tratamento restaurador significativo, e o uso de alinhadores durante a instalação ortodôntica é frequentemente preferido pelo paciente ao uso de aparelhos fixos.

Há ocasiões em que os mini-parafusos podem acelerar a correção da Classe II. O primeiro exemplo envolve a colocação de um Distalizador Carriere (Class One Orthodontics, Lubbock, TX) na arcada superior juntamente com um mini-parafuso na arcada inferior na área molar ou retromolar. Um elástico de Classe II é então usado 24 horas por dia, e geralmente uma correção para Classe I molar e canina pode ser esperada em cerca de 12 semanas. Uma vez efectuada a correção antero-posterior, o alinhamento da arcada e o acabamento podem ser efectuados com Invisalign.

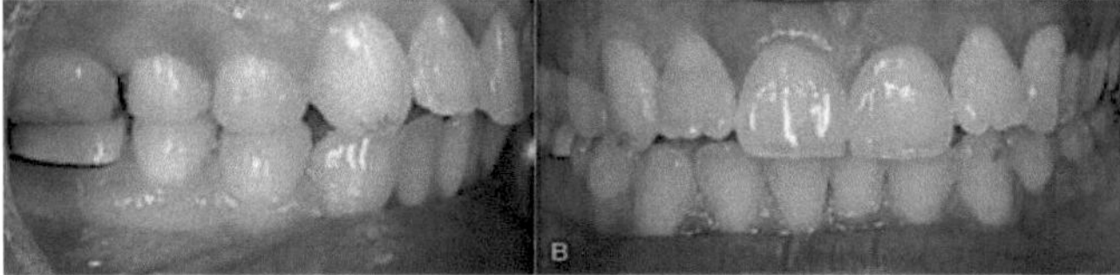

Fig 104 A) Má oclusão inicial de classe II. B) Má oclusão inicial de classe II.

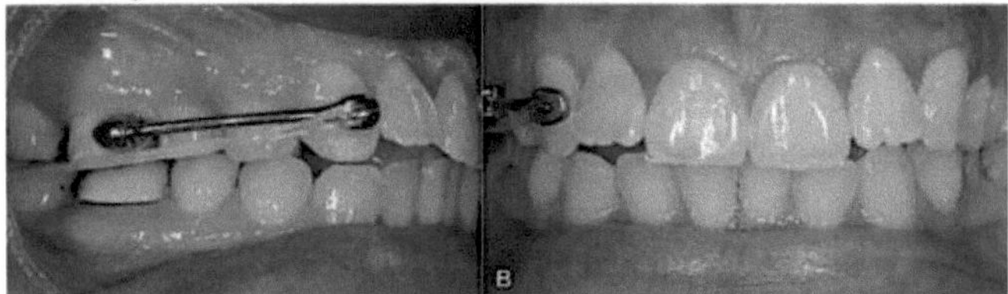

Fig 105 A e B Distalizador de Carriere e mini-parafuso colocados.

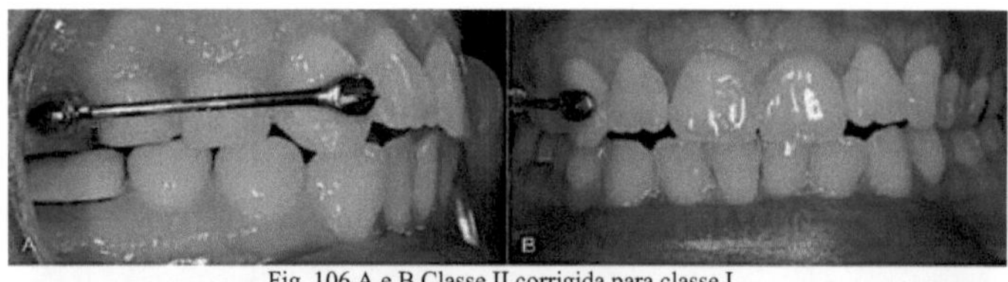

Fig. 106 A e B Classe II corrigida para classe I.

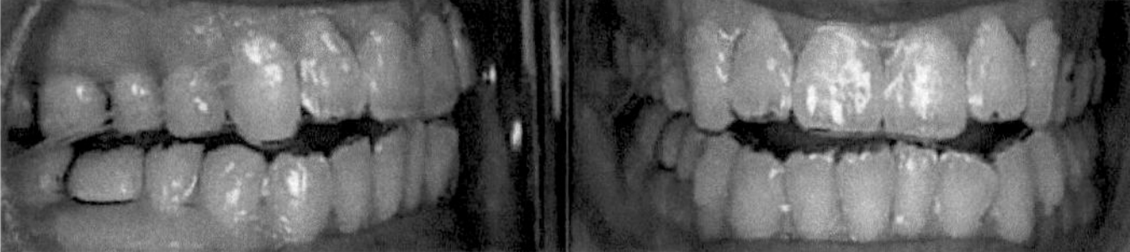

Fig 107 A e B Alinhador de suporte colocado com elástico de classe II.

Outra aplicação dos mini-parafusos com alinhadores é a correção de uma assimetria da arcada, aumentando a distalização de um lado. Isto pode ser conseguido colocando um mini-parafuso na área retromolar, colando botões na face e lingual do primeiro ou segundo molar superior, e depois ligando uma corrente elástica dos botões ao mini-parafuso. Se o movimento pretendido for planeado no tratamento com alinhadores, o mini-parafuso fornece a ancoragem e permite o movimento simultâneo no ClinCheck para reduzir o tempo de tratamento.

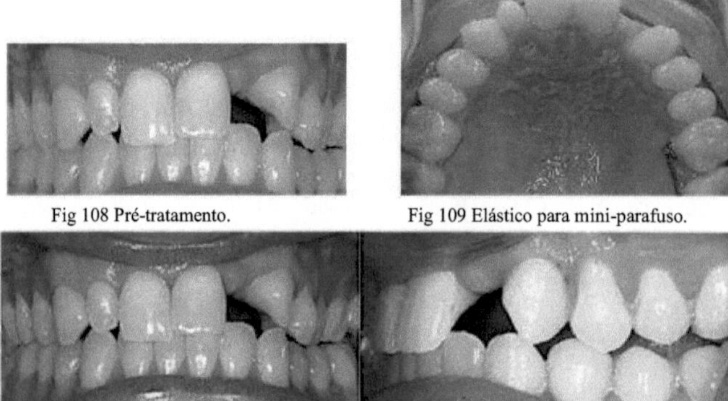

Fig 108 Pré-tratamento.

Fig 109 Elástico para mini-parafuso.

Fig. 110 A e B: Correção da assimetria.

CAPÍTULO 12

GERAÇÕES DE INVISALIGN

Invisalign para adolescentes

Invisalign Teen não é tanto um aparelho diferente, mas sim um conjunto de caraterísticas específicas. Originalmente, o Invisalign foi previsto para ser utilizado em adultos e foi aprovado pela FDA para os indivíduos com uma dentição permanente totalmente erupcionada. Rapidamente se tornou evidente que havia certas vantagens em poder tratar também a dentição mista tardia com alinhadores. As deficiências que tinham de ser ultrapassadas eram a antecipação da erupção dentária de um ou mais dentes permanentes, a capacidade de monitorizar a adesão para discutir o progresso (ou a falta dele) com os pais, o controlo adequado do torque sem a necessidade de attachments quando as coroas ainda não estavam totalmente expostas e, finalmente, evitar problemas de gestão da clínica devido à perda de alinhadores. Os separadores de erupção são utilizados para evitar a supererupção de segundos molares não irrompidos[45] .

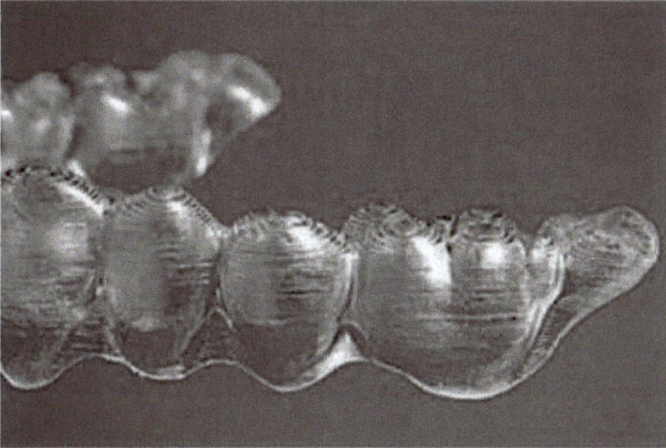

Fig 111 Separadores de erupção

São utilizadas formas dentárias de tamanho aproximado de coroa antecipado para criar/manter espaço e guiar a erupção dos segundos pré-molares e caninos em erupção ativa, planeando alinhadores de refinamento com ajuste adequado quando os dentes estiverem adequadamente erupcionados para capturar corretamente as coroas na impressão. Os indicadores de desgaste são colocados nas superfícies faciais dos primeiros molares.

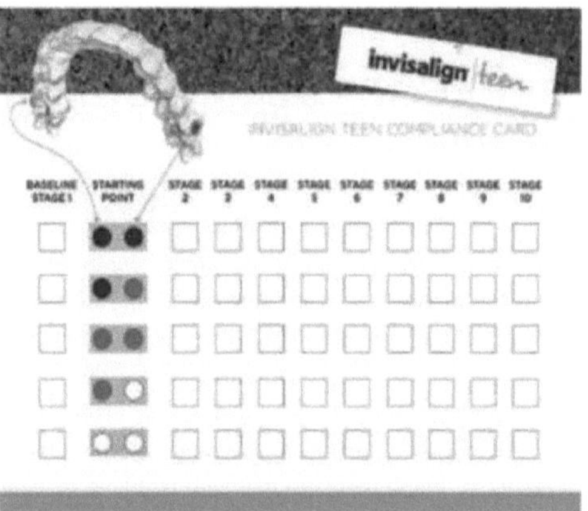

Fig 112 Indicadores de conformidade.

Existem dois tipos diferentes de indicadores químicos que mudam de azul-escuro para claro à medida que os alinhadores são usados e foram concebidos de forma a que os adolescentes criativos não consigam, de forma realista, descobrir um método para que ambos os indicadores mudem sem estarem efetivamente a usar os alinhadores. Os sulcos de torção que foram discutidos anteriormente foram desenvolvidos para o produto adolescente e são uma parte rotineira do conjunto de caraterísticas. A parte de gestão da prática foi realmente muito fácil. A Align Technology cobra um prémio e oferece substituições gratuitas para alinhadores perdidos. Na realidade, o paciente paga antecipadamente pelo privilégio de ter os alinhadores substituídos em caso de perda. Há muitos adultos que podem beneficiar das caraterísticas do Teen, e é perfeitamente aceitável encomendar o produto Teen para um adulto de modo a evitar a utilização de attachments anteriores ou para qualquer uma das outras caraterísticas.

Compreender quando e onde antecipar o uso de alinhadores em combinação com outras técnicas ou auxiliares é fundamental tanto para obter resultados satisfatórios como para satisfazer os pacientes. Diversas variáveis combinam-se para produzir resultados desejados aceitáveis ou movimentos dentários indesejados inaceitáveis. Iremos analisá-las com referência a movimentos específicos. A primeira e mais importante variável é a duração do uso. Os alinhadores não são aparelhos de contenção e devem ser usados de forma consistente durante aproximadamente 22 horas num período de 24 horas, actuando essencialmente como aparelhos fixos. Caso contrário, os resultados são extremamente imprevisíveis. Os pacientes que não cumprem com o uso diário dos alinhadores durante o tempo necessário têm geralmente resultados menos do que desejáveis. As variáveis seguintes mais importantes são o comprimento e a forma da coroa clínica. Quanto mais comprida for a coroa clínica e quanto maiores forem os rebaixos naturais para facilitar a retenção do alinhador, maior será a probabilidade de ocorrer o movimento desejado, porque existe uma maior área de superfície para o alinhador contactar.

Os pacientes com coroas clínicas muito curtas não são bons candidatos para tentar alguns movimentos com Invisalign, como o paralelismo radicular com o tratamento de extração de pré-molares. A extração de um único incisivo central inferior tende a ser bem sucedida devido ao comprimento das coroas clínicas dos incisivos inferiores relativamente às forças aplicadas. O fecho de espaços anteriores, especialmente com incisivos protrusivos que requerem alguma intrusão, é extremamente previsível e não requer anexos. O fecho de mordidas abertas anteriores menores é previsível porque o efeito secundário do uso de alinhadores é frequentemente uma mordida aberta posterior devido a ter duas camadas de plástico entre os dentes durante um longo período de tempo, pelo que a mordida é fechada em virtude de uma ligeira autorrotação da mandíbula à medida que os molares são intruídos. Com isso em mente, ao abrir uma mordida profunda, deve ser dada especial atenção à configuração virtual. Se existir uma curva profunda de Spee, a intrusão dos segundos molares inferiores e dos incisivos inferiores (utilizando o alinhador como se fosse uma curva inversa do Spee Archwire) deixa apenas uma pequena quantidade de extrusão dos pré-molares. Juntamente com o efeito da curva inversa de Spee, é possível solicitar contactos oclusais posteriores pesados para compensar o efeito secundário de criar uma mordida aberta posterior. Isso é conseguido fazendo com que o técnico crie intencionalmente colisões virtuais entre os molares superiores e inferiores. Como discutido anteriormente, as rotações também são um pouco imprevisíveis.

Muitas vezes, a decisão não é tratar um paciente com Invisalign, mas sim qual o tratamento adjuvante que seria necessário para obter os melhores resultados finais para o paciente. Há alturas em que um curto período de aparelhos fixos é benéfico para tratar rotações múltiplas, raízes paralelas ou extrusão localizada, seguido de um tratamento abrangente com alinhadores. Há outras ocasiões em que faz mais sentido realizar o alinhamento geral com alinhadores durante um ano ou mais e depois usar aparelhos fixos para detalhar os dentes que não respondem. Outras vezes ainda, os alinhadores seguidos de um curto período de aparelhos fixos e depois o refinamento com alinhadores é a melhor opção.

Muito depende das exigências e expectativas do paciente, bem como do conforto do médico com o tratamento combinado. No entanto, não há regras rígidas e rápidas; minha recomendação é usar cada aparelho para fazer o que ele faz de melhor e adaptar o tratamento para usar o aparelho que atenda às necessidades pessoais do paciente e seja o mais eficiente e eficaz no tratamento da lista de problemas ortodônticos em questão[45] .

Invisalign lite

É necessário durante um período de tempo mais curto e centra-se apenas na correção de problemas ortodônticos menores. Por exemplo, casos como apinhamento ligeiro, espaços e problemas de alinhamento podem ser facilmente corrigidos com Invisalign lite. Tem um máximo de 14 moldeiras de alinhamento, o que torna o tratamento mais curto. A duração do uso é de cerca de 6-7 meses[19] .

Invisalign completo

O tratamento completo Invisalign permite a máxima flexibilidade e é utilizado para tratar uma vasta gama de más oclusões. Tem um tempo de tratamento projetado de 11-12 meses. Também está disponível uma opção de tratamento apenas anterior.

Invisalign express

Oferece os resultados mais rápidos do que Invisalign full e Invisalign lite. É a melhor opção se for necessário corrigir problemas ortodônticos menores. Por exemplo, casos como uma ligeira recaída de um tratamento anterior ou pequenos espaços. Tem entre 5 a 10 moldeiras de alinhamento, que duram cerca de 3 a 6 meses.

Invisalign G6

Foi introduzido com a primeira solução de extração de pré-molares, concebida para melhorar os resultados clínicos do tratamento de apinhamentos severos ou protrusões bimaxilares que requerem extracções e são planeadas para uma ancoragem máxima. Combina a nova tecnologia SmartStage e as caraterísticas SmartForce e foi concebida para proporcionar controlo vertical e paralelismo radicular.

Avanço mandibular

Em 6 de março de 2017, a Align Technology anunciou o Invisalign teen com avanço mandibular, a primeira solução de alinhador transparente para correção da classe II em adolescentes em crescimento. Tem a vantagem de não ter preocupações de conformidade associadas à utilização de bandas elásticas, proporcionando uma correção sem elásticos. As asas de precisão integradas no alinhador mantêm a mandíbula numa posição avançada, ao mesmo tempo que corrigem a má oclusão e o apinhamento dentário.

CAPÍTULO 13

REABSORÇÃO RADICULAR

Recentemente, foi publicado um estudo longitudinal de 100 pacientes consecutivos com alinhadores que não revelou qualquer reabsorção radicular mensurável. Em contraste, uma média de 10% dos pacientes tratados com aparelhos fixos apresentam reabsorção radicular clinicamente significativa de pelo menos 3mm.[21] Em sua revisão abrangente, Brezniak e Wasserstein[28] afirmaram que a Ortodontia é a única profissão odontológica que utiliza o processo de inflamação para resolver problemas estéticos e funcionais. A aplicação de força sobre os dentes com qualquer aparelho, fixo ou removível, inicia um processo celular sequencial. Sabemos exatamente como e quando é desencadeado, mas não somos capazes de prever o seu resultado global. A extensão deste processo inflamatório depende de muitos factores, tais como a virulência ou agressividade das diferentes células reabsorventes, bem como a vulnerabilidade e sensibilidade dos tecidos envolvidos.[28,36,45]

A técnica de tratamento com alinhadores pertence à categoria das modalidades de tratamento com aparelhos amovíveis. Aplica forças intermitentes nos dentes, tal como a maioria dos aparelhos removíveis activos. Várias publicações abordam o facto de que a pausa no tratamento com força intermitente permite que o cemento reabsorvido cicatrize e evite novas reabsorções.[29,30] Por outro lado, as forças intermitentes têm sido associadas, em seus efeitos, a forças de balanço prejudiciais.[31] Não há diferença se a força é aplicada a partir de um aparelho removível normal, como um aparelho Hawley com molas ou parafusos, ou outro aparelho removível, como os alinhadores. . Pode apenas assumir-se que, uma vez que cada alinhador foi concebido para mover os dentes até 0,2 mm, os níveis de força que os dentes experimentaram estão na gama inferior dos níveis de força ortodôntica. No entanto, mesmo esse parâmetro, ou seja, a diferença entre os níveis de força pesada ou leve, não foi comprovado como um fator no OIIRR[32 ,33] . Pode-se concluir que a vulnerabilidade do paciente aqui descrito, juntamente com a agressividade do processo de reabsorção, levou-o à nova condição em que as raízes dos seus quatro incisivos superiores estavam severamente encurtadas. Isso não significa, obviamente, que ele perderá esses dentes em breve.[34]

Além disso, as variações individuais, a suscetibilidade e a disposição familiar, que estão relacionadas com este processo, permanecem para além da nossa compreensão atual.[30] Elas podem se manifestar com o uso de forças muito leves, pesadas ou mais pesadas[32 ,33] , o que torna difícil prever a incidência e a extensão da OIIRR após qualquer aplicação de força, seja de aparelhos fixos ou removíveis.

A média de perda radicular para pacientes com trauma após terapia ortodôntica foi de 1,07mm, comparada com 0,64mm para dentes não traumatizados.[36] No entanto, outro artigo sugeriu que os dentes traumatizados sem sinais de reabsorção não são mais reabsorvidos do que os dentes não traumatizados.[37] Todas essas publicações referem-se ao tratamento ortodôntico de crianças vários anos após o trauma. A ortodontia utiliza o processo de inflamação para movimentar os dentes. A aplicação de força, mesmo pela técnica do alinhador, inicia processos celulares sequenciais, assim como todos os outros aparelhos ortodônticos que podem levar à reabsorção radicular. Por conseguinte, não foi surpreendente observar este fenómeno de OIIRR num paciente estrangeiro.

CAPÍTULO 14

ESTUDOS RECENTES

Em 2014, Federica et al realizaram um estudo para comparar o sistema Nuvola e o sistema Fantasmino, examinaram as suas propriedades materiais e definiram as indicações de utilização dos alinhadores. Ele concluiu que o sistema Fantasmino tem propriedades elásticas de alto desempenho, mas seu tamanho não incentiva a adesão ao longo do tratamento. O sistema Nuvola determina uma boa movimentação dentária e o seu tamanho facilita a colaboração dos pacientes. Em ambos os sistemas de alinhadores, foram encontradas dificuldades na correção das informações de torque e rotação.[12]

Em 2015, o Dr. Azaripour, no seu artigo, concluiu que a sua hipótese confirmava que os pacientes com Invisalign têm uma saúde gengival significativamente melhor, enquanto a higiene oral não é diferente entre a terapia com aparelhos fixos e os pacientes com Invisalign. Concluiu também que o Invisalign é superior para a qualidade de vida dos pacientes e, finalmente, afirmou que o Invisalign é mais suave para os tecidos gengivais do que os aparelhos fixos devido a uma higiene oral mais simples.[42]

Em 2017, Luca et al publicaram que, sem o uso de auxiliares, os alinhadores ortodônticos são incapazes de alcançar o movimento programado com cem por cento de previsibilidade. Em particular, embora o movimento de inclinação tenha sido eficazmente alcançado, especialmente nos molares e pré-molares, a rotação do canino inferior foi um movimento imprevisível.[43]

Num estudo realizado pelo Dr. Neal, observou-se que ao comparar a precisão da rotação do canino para três grupos de tratamento, canino apenas com attachments, redução interproximal e nem attachment nem redução. Não houve diferença significativa na precisão da rotação entre os três grupos. A maior precisão foi alcançada pela redução interproximal no sucesso da rotação do canino. Por último, afirmou que os attachments elipsóides verticais colocados labialmente, localizados centralmente, eram os attachments mais frequentemente prescritos para corrigir a rotação.[22]

Djeu et al descobriram que os resultados do tratamento com aparelhos são superiores aos do grupo Invisalign com apinhamento moderado. O grupo do aparelho é mais favorável para a inclinação buco-lingual, contacto oclusal, relação oclusal e avaliação do overjet.[45]

CONCLUSÃO

A influência da aparência na vida pessoal e profissional levou a um interesse considerável da população adulta pela terapia com alinhadores nos últimos anos. A sua transparência aumenta a sua atração estética para os pacientes que não gostam de usar aparelhos fixos.

O tratamento com alinhadores transparentes tem progredido imenso desde o seu início. As inovações do Invisalign baseadas na biomecânica fundamental, nos biomateriais e no conhecimento e experiência ortodônticos permitiram aos profissionais tratar casos altamente complexos com bons resultados clínicos.

Educar os pacientes sobre as vantagens e desvantagens da terapia com alinhadores transparentes depende significativamente das expectativas e da adesão do paciente. Em primeiro lugar, enquanto prestador de serviços, um ortodontista deve excluir os aparelhos convencionais através de uma comunicação clara com o doente. Se o doente desejar os benefícios da terapia com alinhadores transparentes, tem de compreender a sua conformidade, responsabilidade e a necessidade de os usar 20-22 horas por dia. Um dos benefícios desta terapia é a oportunidade de ver o resultado final e a progressão do movimento dentário durante uma multiplicidade de fases.

À medida que a tecnologia incorpora a "inteligência ortodôntica" no alinhador Invisalign e melhora os protocolos e ferramentas para o planeamento do tratamento, a terapia com alinhadores aproxima-se cada vez mais de se tornar o verdadeiro tratamento de última geração[46,47] .

REFERÊNCIAS

1. Kesling HD. A filosofia do aparelho de posicionamento dentário. Am J Orthod.1945;31:297- 304.

2. Nahoum H. O aparelho de contorno dentário formado por vácuo. N Y State Dent J. 1964;30:385-390.

3. Ponitz RJ. Aparelhos de contenção invisíveis.Am J Orthod. 1971;59(3):266-272.

4. T Sandra. Técnica do alinhador transparente. Vancouver. Columbia. Quintessence Publishing. 2018.

5. McNamara JA, Kramer KL, Juenker JP. Aparelhos de contenção invisíveis. JClinOrthod. 1985;19:570- 578.

6. Sheridan JJ, LeDoux W, McMinn R. Retentores Essix: fabrico e supervisão para retenção permanente. J Clin Orthod.1993;27(1):37-45.

7. Lagravere MO, Flores-Mir C. Os efeitos do tratamento com alinhadores ortodônticos Invisalign: uma revisão sistemática. JADA. 2005; 136(12):1724-1729.

8. Proffit WR. Princípios mecânicos no controlo da força ortodôntica. Em: Proffit WR, ed. Contemporary orthodontics. St. Louis: CV Mosby; 1986.

9. Hilliard K, Sheridan JJ. Ajuste do aparelho Essix no consultório. J ClinOrthod. 2000;34(4):236.

10. L. Joffe. Produtos e práticas actuais Invisalign®: primeiras experiências JO dezembro de 2003.

11. Vincent S. Avaliação do tratamento Invisalign utilizando o sistema de classificação objetiva do American Board of Orthodontics para moldes dentários. Am J OrthodDentofacOrthop. 2005;127(2): 268-269.

12. Djeu G, Shelton C, Maganzini A. Avaliação do resultado do tratamento ortodôntico Invisalign e tradicional comparado com o sistema de classificação objetiva do American Board of Orthodontics. Am J OrthodDentofacOrthop. 2005;128(3): 292-298.

13. Brown P, Bayirli B, Gaynier B, Vazquez D. Comparação entre o Invisalign e o tratamento ortodôntico fixo utilizando os índices ABO.

14. Paquette D. Tratamento de extração com Invisalign. Em: Tuncay O, ed. O Sistema Invisalign. London: Quintessence; 2006.

15. Miethke RR, Brauner K. Uma comparação da saúde periodontal dos pacientes durante o tratamento com o sistema Invisalign e com aparelhos linguais fixos. J OrofacOrthop. 2007;68: 223-231.

16. Farrar JN. Regulação dos dentes facilitada. Dental Cosmos.1878;20(18).

17. Honn M, Goz G. Um caso de extração de pré-molar utilizando o sistema Invisalign. J OrofacOrthop. 2006;67(5):385-394.

18. Miethke RR, Vogt S. Uma comparação da saúde periodontal dos pacientes durante o tratamento com o sistema Invisalign e com aparelhos ortodônticos fixos. J OrofacOrthop. 2005;66(3):219-229.

19. Xiem Phan, Paul H. Ling, Limitações clínicas do InvisalignJCDA www.cda- adc.ca/jcda abril de 2007, Vol. 73, No. 3

20. Boyd R. Improving periodontal health through Invisalign treatment (Melhorar a saúde periodontal através do tratamento Invisalign). Access. 2005;24- 26.

21. Boyd R. Tratamento ortodôntico estético usando. J Dent Ed.2008;72(8):948-967.

22. Benson H. Wong, Invisalign de A a Z American Journal of Orthodontics and

DentofacialOrthopedicsVolume121, Número 5.

23. McNamara JA, Kramer KL, Juenker JP. Aparelhos de contenção invisíveis.JClinOrthod. 1985;19:570- 578.

24. Thukral, Rakesh; Gupta, Amit. Jornal de Investigação Avançada em Ciências Médicas e Dentárias, suppl. Suplemento; Amritsar Vol. 3, Iss. 5, (Nov 2015): S42-S44.

25. Morton, John & Derakhshan, Mitra & Kaza, Srini & Li, Chunhua & Chen, Victor. (2016). Design do desempenho do sistema Invisalign. Seminários em Ortodontia. 23. 10.1053/j.sodo.2016.10.001.

26. Taub, Daniel & Palermo, Victoria. (2016). Cirurgia ortognática para o paciente Invisalign. Seminários em Ortodontia. 23. 10.1053/j.sodo.2016.10.008.

27. Papadimitriou A, Mousoulea S, Gkantidis N, Kloukos D. Eficácia clínica do tratamento ortodôntico Invisalign®: uma revisão sistemática. Prog Orthod. 2018 Sep 28;19(1):37. doi: 10.1186/s40510-018-0235-z. PMID: 30264270; PMCID: PMC6160377.

28. Kumar, Kislaya & Bhardwaj, Shivani & Garg, Vishal. (2018). Artigo de revisão Invisalign: um aparelho transparente. Jornal de Pesquisa Avançada em Ciências Médicas e Odontológicas. Volume 6. 141-143.

29. Tamer Ì, 0ztaş E, Marşan G. Tratamento ortodôntico com alinhadores transparentes e a realidade científica por detrás da sua comercialização: Uma Revisão de Literatura. Turk J Orthod. 2019 Dec 1;32(4):241-246. doi: 10.5152/TurkJOrthod.2019.18083. PMID: 32110470; PMCID: PMC7018497.

30. Tsai, Meng-Huan; Chen, Stephanie Shih-Hsuan; Chen, Yi-Jane; e Yao, Jane Chung-Chen (2020) "Treatment Efficacy of Invisalign: Literature Review Update", Taiwanese Journal of Orthodontics: Vol. 32: Iss. 2, Artigo 1.

31. Haouili, Nada & Kravitz, Neal & Vaid, Nikhilesh & Ferguson, Donald & Makki, Laith. (2020). O Invisalign melhorou? Um estudo prospetivo de acompanhamento sobre a eficácia da movimentação dentária com Invisalign. American Journal of Orthodontics and Dentofacial Orthopedics (Jornal Americano de Ortodontia e Ortopedia Facial). 158. 10.1016/j.ajodo.2019.12.015.

32. Christou, Terpsithea & Betlej, Anna & Aswad, Najd & Ogdon, Dorothy & Kau, Chung. (2019). Eficácia clínica do tratamento ortodôntico na estética do sorriso: uma revisão sistemática. Medicina Dentária Clínica, Cosmética e de Investigação. Volume 11. 89-101. 10.2147/CCIDE.S189708.

33. Wajekar, Nimish, Snehal Pathak e Shubhangi Mani. "Ascensão e revisão do sistema de alinhador claro invisalign". IP Indian Journal of Orthodontics and Dentofacial Research (2022): n. pag.

34. Hilliard K, Sheridan JJ. Ajuste do aparelho Essix no consultório. J ClinOrthod. 2000;34(4):236.

35. Patel M, Taylor M, McGorray S, et al. Resultado do tratamento ortodôntico Invisalign utilizando o PARindex.2004.

36. Sims MR. Brackets, epítopos e cartões de memória flash: uma visão futurista da ortodontia clínica. AustOrthod J. 1999;15(5): 260-268.

37. Proffit WR. Tratamento adjuvante para adultos. In: Proffit WR, Fields HJ, eds. Contemporary orthodontics. St. Louis: CV Mosby; 1986.

38. Dugoni AA. Qual o preço do progresso? Reply. Am J OrthodDentofacOrthop. agosto de 2002;122(2):17A.

39. Iwasaki LR, Haack JE, Nickel JC, Morton J. Human tooth movement in response to continuous stress of low magnitude. Am J OrthodDentofacOrthop. 2000;117(2):175- 183.
40. Jones ML, Mah J, O'Toole BJ. Retenção de alinhadores termoformados com acessórios de várias formas e posições. J ClinOrthod. 2009;43(2):113-117.
41. Nicozisis JL. Relatório clínico. Clin Rep Techn. 2006;2(1).
42. Womack WR. Relato de caso: tratamento de extração de quatro pré-molares com Invisalign. J ClinOrthod. 2006;40(8): 493-500.
43. Boyd RL. Tratamento ortodôntico complexo usando um novo protocolo para o aparelho Invisalign. J ClinOrthod. 2007;41(9):525-547.
44. Brezniak N, Wasserstein A. Reabsorção radicular inflamatória induzida ortodonticamente. Parte II: Os aspectos clínicos. Angle Orthod.2002;72:180-184.
45. Reitan K. Efeitos da magnitude da força e da direção do movimento dentário em diferentes tipos de osso alveolar. Angle Orthod. 1964;34:244-255.
46. Dougherty HL. Os efeitos das forças mecânicas sobre os segmentos vestibulares mandibulares durante o tratamento ortodôntico. Parte II. Am J Orthod. 1968;54:83-103.
47. Hall A. Upper Incisor root resorption during stage II of the Begg technique Br J Orthod. 1978;5:47-50.
48. Owman-Moll P, Kurol J, Lundgren D. Efeitos da magnitude da força ortodôntica dupla na movimentação dentária e reabsorção radicular. Um estudo inter-individual. Eur J Orthod. 1996;18:141-150.
49. Owman-Moll P, Kurol J, Lundgren D. Effects of four-fold increased orthodontic force magnitude on tooth movementand root resorption. Um estudo inter-individual. Eur J Orthod.1996;18:287-294.
50. Becker A, Chaushu S. Acompanhamento a longo prazo de incisivos maxilares severamente reabsorvidos após a resolução de um canino impactado etiologicamente associado. Am J OrthodDentofacial Orthop.2005;127:6 650-654.
51. Brin I, Ben-Bassat Y, Heling I, Engelberg A. A influência do tratamento ortodôntico em incisivos permanentes previamente traumatizados. Eur J Orthod. 1991;13:372-377.
52. Linge BO, Linge L. Reabsorção radicular apical em dentes anteriores superiores. Eur J Orthod. 1983;5:173-183.
53. Malmgren O, Goldson L, Hill C, Orwin A, Petrini L, Lundberg M. Reabsorção radicular após tratamento ortodôntico de dentes traumatizados. Am J Orthod. 1982;82:487-491.38.
54. Graber, Vanarsdall, Vig. Ortodontia - Princípios e técnicas actuais - 5th edition

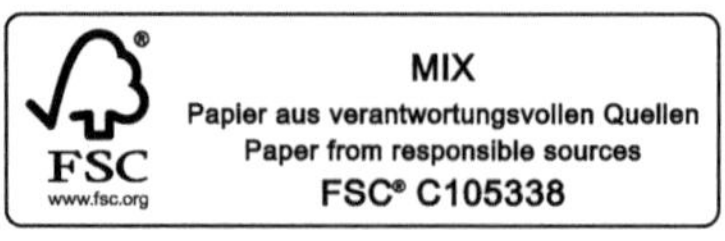

Printed by Books on Demand GmbH, Norderstedt / Germany